MOLIÈRE

POETE ET COMÉDIEN

ÉTUDE AU POINT DE VUE MÉDICAL

PAR

LE DOCTEUR A.-M. BROWN

Traduit de l'anglais par GEORGE LENNOX

BRUXELLES
LIBRAIRIE DE H. MANCEAUX
12, rue des Trois-Têtes, 12

1877

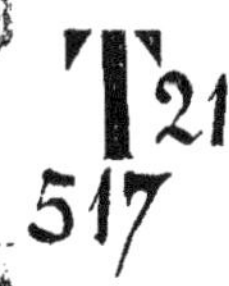

MOLIÈRE

POÈTE ET COMÉDIEN

ÉTUDE AU POINT DE VUE MÉDICAL

Bruxelles. — Imprimerie PARENT et Ce, Montagne-de-Sion, 17.

MOLIÈRE

POÈTE ET COMÉDIEN

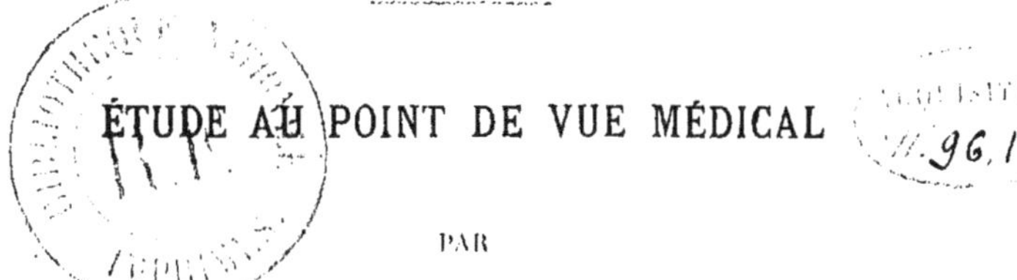

ÉTUDE AU POINT DE VUE MÉDICAL

PAR

LE DOCTEUR A.-M. BROWN

Traduit de l'anglais par GEORGE LENNOX

BRUXELLES
LIBRAIRIE DE H. MANCEAUX
12, rue des Trois-Têtes, 12

1877

PRÉFACE DU TRADUCTEUR

Comme Shakespeare, Molière est un enfant de l'humanité tout entière, il peut être lu et goûté dans toutes les langues; toutefois, il est assez rare de trouver à l'étranger un admirateur assez enthousiaste pour écrire sur lui une étude au seul point de vue, peut-être, qui laisse encore quelque chose à dire.

Certes, l'antipathie de Molière pour la médecine n'a pas passé inaperçue, et ses nombreux biographes et critiques n'ont pas manqué de la signaler à l'occasion en parlant de sa censure des médecins de son temps.

Il faut admettre que si son jugement sur la profession n'est pas flatteur, l'opinion générale confirme le verdict. Il est universellement admis que ce qui a été attaqué méritait de l'être, et nous pouvons ajouter que même le comédien eût-il tort il serait trop tard pour y revenir : les décisions du génie sont sans appel.

On verra que tout en ne prenant pas la défense des docteurs de la Faculté, l'auteur de ce travail reconnaît que les motifs véritables qui ont poussé le poète à les attaquer ne sont pas aussi évidents qu'ils le paraissent au premier abord.

Sans doute, les inepties médicales dont Molière était témoin suffisent à expliquer la manière dont il bafoue les guérisseurs patentés de l'époque. En satiriste plus encore qu'en comique, il rit de leurs travers; mais les causes de la persistance et de la sévérité de sa raillerie restent obscures.

C'est cette énigme gaie et triste à la fois de sa vie que l'auteur a cherché à élucider avec une patiente impartialité. Cependant, il faut dire que dans cette enquête sévère et minutieuse, le grand comique ne perd rien de notre estime, tout au contraire; comme homme, il gagne notre sympathie et nous sentons que nous ne pouvons jamais trop connaître sa personnalité et ses sentiments les plus intimes.

G. Lennox,

MOLIÈRE

I

Riches à la fois et variés sont les travaux littéraires que la France a consacrés à la mémoire de son grand comique. L'intérêt qu'a de tout temps excité le poète, les recherches faites sur tout ce qui se rattache à lui, laissent peu de champ libre aux explorateurs; sa vie est devenue la propriété du monde entier, comme ses ouvrages mêmes; il est pour nous un ami, bien que nous ne soyons pas toujours dans sa confidence.

Mais si l'on peut contester certains points obscurs de sa vie et se méprendre sur quelques-unes de ses idées, tous les critiques sont pourtant d'accord sur ses opinions à l'égard de la médecine. Toujours Molière a dénoncé les prétentions outrées de l'art des guérisseurs; et ses fidèles trouveront dans cet ordre d'idées un sujet intéressant d'études spéciales. La sévérité de ses appréciations est sans doute excessive; elle nous amène à nous demander si les dogmes souvent hasardés de la médecine ont pu justifier les préjugés du grand comique, ou s'il faut en chercher la raison dans les particularités de son génie et de son caractère. C'est là une question difficile à résoudre, qui peut donner lieu à bien des recherches dans le domaine de la biographie comme dans celui de la critique.

Pour se faire une idée bien nette de la position respective de Molière — le comédien — et de la profession qui est en butte à ses attaques directes, que le médecin de nos jours se transporte en esprit au Paris de 1669. Membre de la vénérée corporation des médecins et d'ailleurs praticien actif, il connaît Guy Patin, doyen de la Faculté et de plus épistolier célèbre, même à cette époque qui ne sera plus égalée en gloires littéraires françaises. Tout comme cet homme illustre, il ne peut visiter les théâtres, grâce au caractère sacré de sa profession. Cela ne l'empêche pas de s'intéresser au mouvement littéraire; il a entendu parler d'un certain Molière, comédien excommunié comme tous ses pareils, valet de chambre du Roi, et auteur de quelques pièces de théâtre, immorales disent les uns, sublimes de l'avis de Boileau. Comme Guy Patin, il a peut-être eu en mains ces pièces fameuses; dans une préface restée célèbre il a même pu rencontrer dix lignes apologétiques: « J'avoue qu'il » y a eu des temps où la comédie s'est corrompue, et qu'est-ce » donc le monde qui ne se corrompt point tous les jours ? Il » n'y a chose si innocente où les Hommes ne puissent porter du » crime; point d'Art si salutaire dont ils ne soient capables de » renverser les intentions ; rien de si bon en soi qu'ils ne » puissent tourner à de mauvais usages. La médecine est un » art profitable, et chacun la révère comme une des plus excel- » lentes choses que nous ayons, et cependant il y a eu des » temps où elle s'est rendue odieuse, et souvent on en a fait un » art d'empoisonner les Hommes...... » Ce passage une fois lu, *Tartufe* est mis de côté; le docte lecteur remarquera peut-être que l'écrivain est un misérable barbouilleur de papier, puis il ne lui accordera plus une pensée.

Tout est bien changé maintenant; le médecin de nos jours connaît les écrits de Molière comme ceux du satirique Patin. Qui des deux s'est le mieux immortalisé dans la triple capacité d'écrivain, de critique, d'éducateur? Molière sans doute. Et voilà comme le temps a marché. La période de progrès avait déjà commencé, cependant, avant que Poquelin jeune n'eût changé son nom, et n'eût consacré à la cause même de l'avenir son génie d'écrivain et ses talents d'artiste.

A son entrée dans ce sacerdoce, la France était en paix, et Mazarin se reposait dans le tombeau; la noblesse domptée entourait son jeune et brillant monarque de ce dévouement exalté, de cette admiration confiante qui distinguèrent dès lors la cour de Louis XIV. La littérature et les arts, favorisés par la prospérité nationale, contribuaient à embellir un règne dont ils furent le plus grand charme. Tandis que les courtisans flattaient le Roi et se disputaient ses faveurs, les hauts fonctionnaires s'enrichissaient ; la magistrature, au lieu de distribuer la justice, la vendait fort souvent ; les grandes dames s'occupaient d'amour et faisaient un art de la galanterie. La rudesse quasi-barbare des siècles précédents n'existait plus à cette époque, mais on ne jouissait pas encore, comme aujourd'hui, d'une civilisation presqu'insipide d'uniformité. Déjà commençaient à poindre les rivalités terribles qui devaient séparer la bourgeoisie opulente de l'aristocratie arrogante. Les usages modernes de coquetteries, de frivolités, de modes à jamais changeantes commençaient à remplacer la pruderie et la simplicité, jadis héréditaires ; à tous les degrés de l'échelle sociale chacun cherchait à s'élever au-dessus de son rang, tout en blâmant chez les autres les dispositions qu'il partageait lui-même. De là dans toutes les relations de la vie, une foule de contrastes, de situations vraiment dramatiques par leur opposition — mine inépuisable pour la satire et la muse comique.

Il en était de même dans le monde des sciences. L'esprit d'induction dans la philosophie et les méthodes expérimentales commençaient à pénétrer, mais sous d'autres noms, dans le domaine des sciences. Au dehors, les pionniers de l'idée moderne sapaient les bases établies de l'ordre scientifique, tandis qu'à l'intérieur, les universités se faisaient entre elles la guerre. Établissant un critérium de certitude, Descartes énonçait sa magnifique démonstration de la personnalité, et ses recherches s'étendaient à d'autres problèmes de l'ordre physique et de la morale ; Gassendi, plus positif et plus pratique dans son enseignement, opposait un contrepoids salutaire aux abstractions et aux tendances géométriques de son glorieux rival. La doctrine d'Aristote, jadis dominante, est dès maintenant en danger ; déjà Montpellier a rejeté le joug, et la Sorbonne même s'engage, quoiqu'à regret, dans les voies nouvelles.

Cependant l'attention des savants ne se borne pas aux choses spéculatives ; la physiologie les occupe aussi, la physiologie dont Descartes peut être considéré comme le fondateur. Tous les ouvrages qui se rapportent à cette classe des sciences, quelque mince que soit leur volume, traitent la physiologie en même temps que l'anatomie, dans les limites du savoir de cette époque. On examinait librement les mystères de la vitalité ; personne alors ne songeait à séparer absolument l'étude de l'esprit de celle de la matière, et à établir de la sorte une distinction entre deux choses inséparables. Le spiritualisme, certain de lui-même, ne connaissait pas les alarmes des modernes; comme le disait Bossuet, les deux extrémités de la chaîne étaient tenues d'une main trop ferme pour que les anneaux intermédiaires vinssent à se disjoindre. Les savants craignaient seulement de se trouver en opposition avec l'antiquité, dont l'autorité était encore sans rivale ; on traitait à ce point de vue les nouvelles découvertes, et cette méthode était considérée comme sacrée.

Parmi les arts et les sciences, la médecine avait plus que tout autre à craindre les tendances dominantes, et la révolution intellectuelle qui menaçait de se produire au sein d'une institution puissamment organisée. Les *Catégories* aristotéliennes et les *formes de la substance* étaient encore en honneur dans cette fameuse Faculté de Paris, — ce qui ne doit pas nous surprendre; on comprend dès lors comment devaient y être considérées les brèches que faisaient les découvertes nouvelles dans un système consacré par la voix des siècles. Les théories mystiques perdaient régulièrement du terrain, à mesure que les doctrines de Hervey, d'Aselli et de Picquet se faisaient jour; les chimistes abandonnaient l'alchimie; le Monde Ancien, comme le Nouveau, fournissait aux médecins des remèdes inédits.

Un changement tendait à se produire dans les mœurs et usages des praticiens comme dans leurs idées; on demandait à grands cris une réforme médicale... Les chirurgiens prétendaient à l'indépendance qu'on leur avait si longtemps refusée en dépit de leurs mérites, les *barbiers* élevaient la voix pour réclamer de nouveaux droits, les apothicaires mêmes montraient qu'ils se sentaient méconnus. Dans cet ordre d'idées comme dans beaucoup d'autres, une révolution pouvait seule redresser les griefs existants ; au reste, la lutte de l'ancienne école et de la nouvelle nécessitait des réformes immédiates qui étaient partout déjà en voie d'exécution.

Dans cette joute des deux partis, au point de vue intellectuel comme sous le rapport social, Molière fut, à son insu peut-être, un des champions les plus actifs de la cause du progrès. Il stigmatisa des notions que la tradition seule justifiait, et aussi le verbiage scientifique que les pédants de l'Ecole persistaient à employer, bien que partout ailleurs il fût en désuétude. Les docteurs en philosophie pouvaient reconnaître dans ses comédies la manie qu'ils avaient d'appeler à tout propos les formes logiques à l'appui de leurs dires les plus ordinaires; tandis que le respect outré des médecins pour Galien ou Hippocrate était également ridiculisé de main de maître. Les *Diafoirus* et consorts étaient d'ailleurs pour Molière des antagonistes dignes de sa colère; leur esprit de corps étroit et exclusif, leur jargon macaronique, leur mode de procéder, tout cela était beau sujet à philippiques pour la comédie. Ce n'était point assez cependant. Bientôt Poquelin s'attaque aux représentants mêmes de la Faculté et les prend pour modèles ; il *croque* leurs particularités, et, dans cette esquisse, l'ordre tout entier se trouve en but à ses railleries. Ne dirait-on pas qu'il avait une sorte de vengeance à satisfaire, en même temps que des comédies à écrire, lorsqu'on voit les portraits qu'il trace des guérisseurs attitrés?

D'après ce que nous connaissons sur les praticiens du XVIIe siècle, et leurs habitudes en matière médicale, il serait difficile d'affirmer que Molière dût être taxé d'exagération dans les sentiments qu'il montre à leur égard et dans la façon dont il les exprime. Cependant éloignés comme nous le sommes de cette époque, nous pouvons, sans craindre le reproche de partialité, essayer de rendre justice à nos dignes prédécesseurs, — objets de la satire du comédien. Saluons en passant les représentants des idées de progrès et d'avenir ; nous en trouvons d'aucuns au sein même de la Faculté, conservatrice d'essence ; leurs efforts sincères, quoique peu éclairés, constants et significatifs, quoiqu'isolés, tendent à une réforme qu'on ne pourra plus éviter. Et quant à la masse des partisans obstinés de la tradition, c'est en conscience qu'ils gardent une immobilité systématique, et toujours ils sont honnêtes en dépit de leurs défauts. A les voir, luttant courageusement pour défendre un système en décadence, on se sent naturellement porté à l'indulgence. Nous ne comprenons plus ni leurs opinions, ni leur pratique, — nous nous étonnons de leurs idées stéréotypées, de leurs jalousies mesquines ; et cependant il y a dans tout cela une simplicité si naturelle qu'elle nous dispose en leur faveur. Ils nous font rire, lorsque nous les voyons sur les planches, mais nous trouvons en même temps un certain charme à leur société et nous désirons les revoir.

Quant à Molière, nous devons reconnaître qu'il est bien éloigné de partager les sympathies qu'éveillent ses personnages; la médecine même est en butte à ses hostilités les plus marquées, comme ceux qui la professent. On a spirituellement remarqué qu'il leur avait livré bataille dans cinq grands engagements et dans d'innombrables escarmouches ; le *Malade imaginaire* qui clôtura sa carrière, lui fournit l'occasion de mourir sur la brèche. Cette attitude si constamment offensive éveille naturellement la curiosité, et l'on se demande à quels motifs on peut l'attribuer. Il nous semble que le mieux serait d'en demander l'explication aux particularités physiques et morales de notre auteur.

Des sentiments aussi profondément marqués, et qui annoncent une véritable conviction, ne peuvent avoir pour seuls fondements le désir de plaisanter ou l'amour du gain. On a prétendu qu'une maladie prolongée de Molière fut l'origine de son inimitié contre les médecins qui ne pouvaient apporter remède à ses souffrances. Un critique bien au courant du caractère de Molière et des variations de son génie, a même osé affirmer que ce fut précisément parce qu'il se voyait contraint de souffrir, qu'il se révolta contre l'art de ceux qui tentaient de le soulager. Par bravade d'incrédulité, il prétendit vivre d'après ses goûts et ses penchants, — faisant fi des avis de la médecine. L'opinion du critique semble dès l'abord exagérée; cependant, une étude approfondie de la vie et des écrits de Molière nous révèle beaucoup de choses qui militent en faveur de ce paradoxe apparent.

Dans les premiers essais dramatiques de notre poète, nous entrevoyons, il est vrai, le médecin ridicule; mais les plus belles de ses grandes comédies furent écrites avant sa veine antimédicale. Il faisait paraître alors au feu de la rampe, tour à tour savantes et précieuses, bourgeois et courtisans, — paraissant chercher plutôt à rendre ses personnages amusants qu'à se montrer sévère pour les vices inhérents à une position sociale. Peut-être eût-il pu stigmatiser davantage les courtisans; mais on remarque à son honneur que, bien qu'il fréquentât l'antichambre du Grand-Roi, et fût estimé de lui, jamais il ne se montra partisan des distinctions de castes. Le sentiment démocratique n'était pas non plus dans sa nature; il était plutôt de ces bourgeois frondeurs qui ne sympathisaient guère avec les restes de la féodalité, mais qui trop souvent manquaient de grandeur d'âme et de dignité. Le rôle de Cervantès lui eût convenu, si la France avait senti le besoin d'un « *Don Quichotte* ». Mais en humiliant la noblesse et en établissant sur des bases solides le pouvoir royal, Richelieu avait rendu une telle œuvre inutile; les instincts chevaleresques ne subsistaient guère en fait, pas même dans les esprits. Le génie de Molière ne trouvait donc que peu d'occasion de s'exercer sur les seigneurs de l'époque, et ils n'eurent pas trop à souffrir de ses attaques, réservées, au reste, comme nous l'avons vu, pour une autre classe de personnes : celles qui s'entêtaient dans les usages d'un temps qui n'était plus. La Faculté de médecine, sa méthode, son esprit, ses us et coutumes, toutes ces choses qui n'avaient plus de raison d'être, devaient fournir au grand comique un sujet bien digne de ses talents... Elles lui donnèrent, en effet, maintes occasions de mettre son esprit à l'épreuve. D'abord, les ridicules des médecins lui sont sujets à caricatures; puis, poussant plus loin ses attaques, il s'en prend à leur art et à leurs doctrines. Ici sa tactique change : la satire est directe et continue; comme si son esprit se trouvait sur le terrain d'une antipathie favorite, il se délecte aux plaisanteries et aux sarcasmes dont il émaille son sujet, et prend plaisir à créer des situations sans utilité pour l'intrigue, mais propres à éveiller l'hilarité moqueuse d'un auditoire.

Néanmoins, Molière n'est pas toujours conséquent avec lui-même ; on croirait parfois qu'il n'est pas convaincu de ce qu'il avance — si hardiment. A diverses reprises, comme nous le verrons plus loin, il s'abandonne passivement au traitement des médecins et à toute la sévérité d'un régime régulier. Il comptait d'ailleurs parmi ses amis et confidents des membres de la Faculté qui le mettaient au courant des mots techniques dont il fait usage si à propos. Ces faits et d'autres semblables sont du domaine de la biographie ; leur véracité est incontestable, et ils sont importants à connaître pour l'enquête à laquelle nous nous livrons. La gravité des faits à reprocher au comédien en sera singulièrement diminuée pour ceux qui, malmenés par lui sur la scène, voudront à leur tour être critiques.

Mais nous devons continuer maintenant l'examen de sa vie et de son caractère, au point de vue médical. Considéré de la sorte, Molière est un sujet intéressant pour les pathologistes comme pour les psychologues ; cette étude est même essentielle à une compréhension complète de ses ouvrages. On reconnaît, en effet, que dans le choix des sujets et la manière de les traiter, la disposition d'esprit et les conditions physiques de l'auteur se trahissent généralement. Or, dans les comédies où la médecine et les médecins sont pour ainsi dire placés sur la sellette, il est aisé de se livrer à ce genre d'observations. C'est là, du reste, le sujet qui doit seul, dès à présent, nous occuper.

II

Molière ne devait pas grand chose à l'influence que le foyer paternel peut exercer sur un enfant élevé dans un milieu intellectuel; c'est du reste un point de ressemblance entre l'auteur du *Misanthrope* et beaucoup d'autres célébrités artistiques. On peut dire en toute sincérité qu'il trouva sa voie en dépit de sa famille, car le caractère honnêtement bourgeois de ses parents et leurs préjugés contre les belles-lettres n'étaient pas de nature à éveiller son génie, ou à l'entretenir. La vie de collége fut mieux en rapport avec ses sentiments et ses inclinations; il trouva sur les bancs une charmante réunion de jeunes gens sympathiques et comme lui destinés à la gloire.

Comme ils étaient brillants, les écoliers qui suivaient alors les leçons de Gassendi, et qui eût été plus digne de les instruire que ce savant philosophe! Poquelin se distingua parmi ses condisciples, Chapelle, Bernier, Cyrano de Bergerac et Armand de Bourbon, prince de Conti, tous comme lui favoris du maître; le dessein qu'il eut de traduire Lucrèce, dessein qu'il exécuta d'ailleurs en partie, nous montre la profonde impression que les doctrines du professeur avaient produites sur lui, et qui devait même se faire sentir plus tard.

Ce fait n'est pas sans importance, quand on considère les tendances spéculatives du philosophe français et du poète latin; peut-être même serait-il intéressant d'examiner les affinités qui, à quinze siècles d'intervalle, rapprochaient ces deux esprits.

Gassendi se donnait pour disciple d'Epicure, et voulait

défendre les théories si généralement condamnées de ce sensualiste : tâche dangereuse pour un homme revêtu des ordres sacrés, et possédant la direction d'un collége ! Mais le matérialisme grossier qui remplace la notion du devoir par tout ce qui peut charmer, et qui considère le plaisir comme le but des aspirations morales, ce matérialisme était aussi étranger à l'enseignement de Gassendi qu'il l'était au système, si souvent méconnu, d'Epicure. Le spiritualisme du savant professeur, bien qu'il ne fut jamais mis en doute par l'autorité de l'Eglise, était de nature à fomenter une révolte contre le scholasticisme et à rendre impossible toute alliance avec les méthodes alors en honneur; il osait confronter avec la philosophie les faits tirés de l'observation et du domaine de la réalité. Pour renverser les doctrines aristotéliennes, consacrées par la science et la religion, il ne suffisait pas d'employer la démonstration et les raisonnements abstraits; mais Gassendi chercha le moyen d'esquiver les difficultés, et prenant le nom d'Épicure comme preuve de son respect pour la haute antiquité, il se mit à la tâche. Outre la communité d'idées, et la parité de sentiments qui l'unissaient au philosophe grec, son modèle, — les écrits de Lucrèce durent l'encourager à accomplir ce dessein. Ceci ne doit pas nous surprendre, car la grande œuvre du poète est aussi sublime que l'univers qu'elle décrit, et ne laisserait rien à désirer, si ce n'était la conception conventionnelle d'une cause première. Il est vrai qu'Épicure était païen, comme Aristote du reste; mais fidèle observateur des limites que l'Eglise impose a l'explication des vérités philosophiques, Gassendi lut ses ouvrages à la lumière de la foi catholique; sachant que ce qui est faux au point de vue théologique peut néanmoins être vrai pour la métaphysique pure, il émit ses idées avec un courage étonnant de la part d'un ecclésiastique du XVIIe siècle. Comme on peut naturellement le supposer, beaucoup de ses théories étaient en harmonie parfaite avec l'enseignement orthodoxe; mais il adopta la doctrine épicurienne des *atomes*, et fut en cela considéré comme philosophiquement hérétique par ses contemporains, — qui continuaient à se livrer à d'interminables discussions sur l'indivisibilité de la matière. Le temps n'était pas encore venu pour les esprits éclairés d'accepter comme vrai ce point fondamental du système prôné par Gassendi; on peut dire cependant que le maître de Molière fraya la route à ceux qui devaient le suivre... Ce fut une gloire pour lui que de s'être avancé au point d'anticiper sur les conquêtes de la science moderne dans ce qu'elles ont de plus élevé : l'application de la théorie des atomes à la chimie et leur extension subséquente à la formation organique et inorganique dans la théorie de l'évolution par le jeu des forces moléculaires.

Il ne faut donc pas s'étonner que ce système, du reste sans prétentions et si conforme aux idées d'un esprit libéral, ait fait de Gassendi une sorte de foyer autour duquel devaient venir se grouper un grand nombre de disciples et de physiciens. Parmi les plus connus étaient Bernier et l'illustre répré-sentant des docteurs de la Faculté, Guy Patin qui était en même temps le médecin de Gassendi. On ne peut douter que les relations de Molière avec le grand philosophe n'aient rendu plus justes et plus méthodiques l'enchaînement de ses idées et son raisonnement. Le système grand de simplicité, et basé sur l'expérienc qu'enseignait son professeur, était précisément de nature à être goûté, puis appliqué par notre héros. A l'exemple de Gassendi, il avait une prédilection marquée pour le poète Lucrèce, et l'on comprend aisément quel charme devaient avoir pour sa jeune imagination, la chaleur et la force de cet auteur singulier. Qu'il ait accepté ses doctrines parfois fantastiques et énoncées d'une manière si poétique et si captivante, cela nous paraît fort probable; mais à mesure qu'il avance en années nous le voyons dans tout ce qui regarde la science, se borner à l'élément positif. Son esprit indépendant et ferme, n'eût pas été conséquent avec lui même, s'il en eût été autrement. Les doctrines transcendantales, idéalistes ou sensualistes, ne paraissent pas avoir été pour lui, comme elles le furent pour beaucoup, une chose inhérente à la nature du poète; nous pouvons même remarquer chez Molière, comme chez nos contemporains, une tendance peut-être trop marquée au doute universel. Quoi qu'il en soit, il trouvait dans les faits et gestes des philosophes exaltés un élément scénique aussi fertile que ce qu'il pouvait rencontrer dans la vie sociale, élément que son esprit observateur n'avait pas manqué de saisir. Gassendi avait fait naître directement dans l'esprit de son élève des sentiments qu'il partageait lui-même, et que l'expérience pratique de la vie devait développer chez Molière : c'étaient le mépris pour les classifications inutiles et les formules toutes faites des écoles, — un éloignement marqué pour l'érudition, quand elle voulait remplacer le sens commun, et les subtilités dialectiques qui embarrassent le chercheur sous prétexte de l'éclairer, — enfin de l'aversion pour les pédants, Tartuffes de la science, qui se plaisent à enseigner surtout ce qu'ils connaissent le moins.

Ses études terminées, il ne s'occupa plus de philosophie ou d'auteurs classiques; le moment était venu pour lui de prendre une décision sur son avenir et le choix était difficile, comme il arrive souvent pour les hommes de génie. Ni le commerce, ni le barreau — qui lui fut ouvert — ne paraissaient convenir à ses goûts et à ses penchants. Poussé par une sorte de vocation pour la carrière théâtrale, un esprit aventureux et peut-être, comme on l'a dit avec vraisemblance, par amour pour la Béjart, il quitta le Palais, où, du reste, il n'avait jamais plaidé, pour les planches et les coulisses qu'il ne devait plus quitter. A l'âge de vingt-deux ans, il entra dans la troupe de l'illustre théâtre aux fossés de la porte de Nesle et se mit à gravir la route escarpée qui conduit à la gloire.

L'heure semblait bien choisie, et le théâtre était encore dans son enfance. Corneille en France, comme Shakespeare, en Angleterre, avaient donné à l'art dramatique une vigoureuse impulsion et l'avaient, en toute vérité, tiré de la barbarie; mais pour compléter la formation de l'art, il fallait à la fois un comédien et un grand poète. Or, Molière était l'un et l'autre, et ce, à un degré merveilleux.

Peu d'années s'étaient écoulées depuis l'époque où une troupe de comédiens s'était établie à Paris d'une manière permanente, grâce au cardinal de Richelieu. Le puissant ministre lui-même cultivait les muses, et Bois-Robert, comme Collet, l'aidait à faire des vers; il faut reconnaître cependant qu'il réussit mieux dans les choses politiques, où pourtant il n'avait pas de collaborateurs. Si Richelieu ne produisait rien en littérature qui fût digne de son nom, il n'en était pas moins sévère pour les autres au point de vue critique, surtout s'il faut croire ce qu'on rapporte de la jalousie montrée à l'égard du *Cid* même par le vainqueur de la Rochelle. Son influence fut néanmoins favorable à la littérature; son goût pour le théâtre fit progresser l'art dramatique français et améliora le goût public. Les spectacles devinrent ainsi un des passe-temps favoris des classes éclairées, parmi lesquelles Poquelin jeune avait fait d'abord briller ses talents.

III

Qu'elle serait intéressante, l'histoire des débuts de Molière dans la carrière dramatique! Quels trésors d'anecdotes, de faits pittoresques ou navrants n'y trouverions-nous pas! Il mène dans le Midi une existence voyageuse, et nous le voyons durant de longues années errer de ville en ville, s'escrimant devant un auditoire provincial, soutenu parfois par l'espérance du succès, toujours par l'intérêt qu'il prend à la prospérité de sa troupe — sachant enfin se plier aux exigences et aux expédients des comédiens ambulants, sans jamais se laisser abattre. Molière était l'enfant des circonstances qui développèrent son génie et y mêlèrent l'esprit d'aventure; nous comprenons dès lors l'éminence à laquelle il parvint bientôt dans les farces françaises, et dans les comédies italiennes qui formaient son répertoire. Nous pouvons imaginer sa joie, digne d'un Bohème, lorsqu'il voyait le succès couronner ses compositions éphémères, premiers essais du génie, ouvrages de peu de valeur sans doute, s'il faut en croire les chercheurs, quoique renfermant peut-être, à l'état brut, les joyaux littéraires que nous verrons briller plus tard dans ses comédies. Mais avant d'arriver au succès, pendant combien d'années longues et ardues ne devra-t-il pas continuer cette vie de cabotinage, lui qui avait le cœur si tendre, et qui devait pourvoir encore à l'entretien de sa Compagnie dans la fortune adverse? Qui de nos contemporains voudrait à ce prix échanger sa position contre le nom de Molière, et l'espérance de la gloire pourrait-elle toujours soutenir un homme dans ces rudes épreuves? Sans doute que le vide de sa caisse, ou plus encore l'absence totale de spectateurs le forceraient à abandonner la lutte, alors que Molière eût préféré la mort à la désertion. Nous ne pouvons, du reste, envisager avec regret cette période d'épreuves, surtout si nous sommes persuadés que la haine active de Molière contre les médecins fut pour l'humanité un véritable bien.

Après ses essais dans les provinces, notre héros revint à Paris — chargé de plus de matériaux dramatiques que n'en demandaient les besoins de sa troupe. « On ne lui a jamais » donné de sujets, dit M. de la Martinière; il avait un magasin » d'ébauches par la quantité de petites farces qu'il avait hasar» dées dans les provinces. » Nous savons qu'il parut pour la première fois devant le public parisien dans le *Docteur amoureux* ; au surplus, son répertoire contenait bien d'autres pièces dont les titres seuls nous sont parvenus. *L'Etourdi* nous est connu, mais n'avait il pas écrit également les *Trois Docteurs amoureux*, les *Trois Docteurs rivaux*, le *Médecin volant*, le *Fagoteux*, le *Médecin par force*, le *Grand Bénit fils*, et bien d'autres pièces que nous ne mentionnerons pas, car elles n'ont aucun rapport avec notre étude. Une liste composée d'éléments aussi nombreux à base médicale nous paraît significative ; elle nous montre que dès le principe ce genre de sujet avait pour lui un charme remarquable. Cependant l'amour de la tradition des théâtres provinciaux le guide seul jusqu'ici; il semble affectionner particulièrement les vieux types de comédie populaire. Avant de donner champ libre à sa propre inspiration, il prend plaisir à travailler sur les canevas connus. Telle fut l'origine de ses premiers succès; ces esquisses d'intrigues et de personnages, il les reprend du reste plus tard dans la maturité de son génie. Atténuant alors, pour ainsi dire, l'élément grotesque et bouffon qui les distinguait, il y ajoute les grandes idées de philosophie et de morale que nous retrouvons dans toutes ses créations.

Plus tard il devait associer à ses travaux de véritables médecins, mais à l'époque dont nous parlons c'était dans une autre classe de prétendants à l'art de guérir qu'il trouvait des amis et pour ainsi dire des maîtres. Qu'il ait reçu des leçons du fameux Scaramouche, comme on l'a cru, cela n'a rien d'impossible; mais ses professeurs ordinaires, ses modèles véritables étaient les charlatans des théâtres forains. Les exigences de sa profession, plus encore qu'un penchant naturel, le mettaient en rapport avec des troupes ambulantes, dont le répertoire comique, dans le genre de Tabarin, de Gautier-Garguille, de Turlupin et autres semblables, renfermait des scènes bouffonnes, caricatures extravagantes des Docteurs et des Apothicaires. Les principaux *artistes* se posaient en empiriques rivaux; au son des fifres et des tambourins, ils débitaient leurs onguents, leurs pommades, leurs emplâtres, le tout avec accompagnement de saillies du domaine de la farce et de plaisanteries qui n'étaient pas destinées aux esprits délicats. C'était là un moyen peut-être heureux de faire aux médecins légitimes une sérieuse concurrence.

De ces illustrations populaires, contemporaines de Molière, quelques noms sont arrivés jusqu'à nous, celui de l'italien Hieronimus Ferranti, par exemple, dont l'Orviétan eut un si grand renom — ou encore celui de Barry, plus fameux encore. Barry était le praticien le plus distingué du monde entier, et un vrai phénix parmi ses confrères ; il s'intitulait gloire de la médecine, successeur d'Hippocrate, observateur de la nature, vainqueur de la maladie, terreur de toutes les Facultés, souverain véritable de la tribu des vendeurs de remèdes qui continue à exploiter le public avec autant de bonheur que jadis.

Nous savons, du reste, que ce ne furent pas les seuls types rencontrés par Molière dans sa carrière provinciale; et nous pouvons supposer qu'il puisa des inspirations parmi les véritables médecins, moins fantaisistes que les charlatans forains, mais comme eux remarquables par l'antiquité de leurs us et coutumes. M. Germain considère ceci comme indubitable et cite même des dates et des détails circonstanciés. Ce fut durant son séjour à Pézenas où il renoua connaissance avec le prince de Conti, que Molière trouva les matériaux qu'il devait plus tard utiliser si heureusement dans le *Malade imaginaire*. Il était là près de Montpellier dont la fameuse Faculté prétendait pouvoir accorder le droit d'exercer la médecine *hic et ubique ter-*

rarum; comment donc aurait-il négligé d'assister aux cérémonies curieuses qui accompagnaient la prise de robe d'un Docteur? Ce serait chose impossible. Si le philosophe Locke trouvait de l'intérêt à cette étrange exhibition scolastique, notre comédien devait à plus forte raison se complaire à l'accumulation de formules et à la mise en scène de cette cérémonie, qu'il devait plus tard parodier avec tant d'humour. Quoi qu'il en soit de cette visite vraie ou fausse à Montpellier, il n'est pas moins évident que les imitations moqueuses du comédien tendaient à attaquer directement les doctrines et la pratique — que le candidat-bachelier devait solennellement jurer d'observer *usque ad effusionem sanguinis.*

En dépit du sentiment grotesque qu'éveillent les souvenirs du cérémonial universitaire, on ne pourrait sans injustice mettre les Docteurs d'une Faculté célèbre sur le même rang que les praticiens populaires, quelque distingués qu'ils fussent. Mais Molière prenait ses notes et ses croquis partout où il en trouvait l'occasion ; l'ordre des médecins était d'ailleurs prédestiné à devenir l'objet de ses immortelles critiques.

Débutant aussi loin de la capitale, notre héros avait trouvé la comédie enveloppée de langes, pour ainsi dire, et dépendant du théâtre ambulant; il n'y avait pas de distinction marquée entre les véritable comédiens et les héros de la foire. A Molière était réservé l'honneur de commencer vraiment à réhabiliter les artistes en relevant l'art. Celui-ci ne tarda pas à se transformer sous sa magique influence, donnant ainsi la mesure du pouvoir qu'il allait exercer. Rien de forcé du reste, rien de hâtif dans ce développement gradué et fécond; Molière cherche sa voie; il prend pour modèle le monde dans lequel il vit, et malgré ses pouvoirs d'imitation, reste toujours personnel. Les pédants traditionnels, les médecins ridicules sont transportés sur son théâtre, et, notablement perfectionnés, ces rôles lui demeurèrent chers entre tous dans le domaine de la comédie bouffonne. Il les reprendra plus tard et toujours nous retrouverons les qualités d'origine dans Pancrace, dans Sganarelle, et dans ces fameux Docteurs, destinés à amuser éternellement les spectateurs les plus difficiles.

Le procédé est le même dans ses essais d'un genre plus relevé ; il s'inspire aux sources artistiques de la France et de l'étranger ; il y a des limites cependant à sa modestie, et lorsqu'il cesse de douter de lui-même, on reconnaît aisément la main du maître.

Ce fut à Béziers, en 1656, qu'il risqua sa première production d'un genre plus élevé, en donnant au public le *Dépit amoureux*. On reconnaît dans cette pièce les traits distinctifs des comédies italiennes et espagnoles ; mais dans la manière d'exprimer les troubles, les combats, les angoisses d'un amour naissant, il y a une abondance de sentiments qui n'appartient qu'à Molière. Dans l'*Etourdi* même, on peut entrevoir l'alliage ; les personnages bariolés qui encombrent la scène sont méridionaux par leur caractère, mais les saillies d'esprit et de fantaisie répandues dans la pièce sont bien originales. Quelle vivacité dans tout cela, quels charmes de style et de verve comique. Déjà l'on pressent que les types immortels d'Alceste et de Tartufe pourront être créés par l'auteur de l'*Etourdi*.

Dans quelques années nous le verrons, parvenu à l'apogée de son génie, rejeter les personnages vulgaires et les rôles qu'il avait empruntés à la comédie italienne. Dès lors, avec une audace et une originalité qui devaient surprendre ses contemporains, il se met à reproduire les types vivants et nouveaux de la vie parisienne. Les excentricités fantaisistes, le langage des Précieuses, la philosophie sans profondeur, la science de mauvais aloi — en un mot, tout ce que peut produire une éducation faussée devient pour lui matière à comédies.

IV

Quand Molière amena sa troupe à Paris en 1658, il avait trente-six ans; ses succès de province et la protection du prince de Conti lui avaient déjà aplani la route de la célébrité. L'expérience passée ne pouvait du reste être perdue pour un esprit doué comme le sien. Il connaissait le cœur humain comme peu de ses contemporains, mais il se connaissait aussi lui-même, et son exquise sensibilité devait lui faire supporter difficilement le poids de la destinée, même à cette époque de la vie. Cette faiblesse, il l'avouait sans hésitation ; et lorsque, peu de temps avant son arrivée à Paris, le prince de Conti le pressa de devenir son secrétaire, nous savons qu'il répondit : « Je suis un » acteur passable, et je puis être un fort mauvais secrétaire, et » quels services peut rendre un misanthrope et un capricieux » comme moi? » Il fit bien de refuser, car la position de secrétaire n'eût pas été propice à sa gloire, et n'eût pu sans doute diminuer des chagrins déjà trop profondément enracinés.

La capitale accueillit sans enthousiasme ses premiers essais. Le public parisien ne se laissait pas guider par la première impression, comme le public des provinces, et avait plus de sens critique : il fut donc moins prompt à rendre justice au mérite de Molière.

Celui-ci développa le goût de la véritable comédie et apprit ainsi lui-même au public à le juger plus sévèrement ; et, de fait, les mêmes spectateurs qui applaudissaient autre part la médiocrité, se montraient impitoyables dans leur censure des fautes plus souvent imaginaires que réelles de notre héros.

Depuis l'époque de Molière, on a souvent fait fausse route en voulant juger un auteur d'après les promesses de son début ; combien de génies dignes de gloire se sont ainsi vus étouffés!

Heureusement le chef de la « Troupe de Monsieur » eut un protecteur digne de lui dans la personne de Louis XIV, ce monarque doué d'un bon goût naturel et d'une délicatesse d'esprit que ne purent corrompre le vice et la flatterie. Le Roi comprit à quoi Molière pouvait prétendre, et sut le protéger à un moment où sa puissante influence seule pouvait sauver le poète des attaques malicieuses de ses ennemis. Il eût sans doute mieux valu pour l'honneur de ses contemporains qu'ils l'eussent apprécié d'eux-mêmes à sa juste valeur; mais le temps n'était pas encore venu..... Maintenant chacun reconnaît que la conduite de Louis XIV fut digne de racheter bien des fautes, qu'on eût pu justement lui reprocher.

Pendant les quinze années qui suivirent les débuts de Molière, les plus belles de ses comédies régulières virent le jour de la rampe : les *Précieuses* d'abord, puis les *Fâcheux* et *l'Ecole des Femmes*, trois pièces qui brillent encore au répertoire classique.

La dernière de ces comédies eut un grand succès en dépit de l'opposition qu'elle rencontra dans la partie prude de la société, — où les sentiments des héros de la pièce furent sans doute mal interprétés. Devenu plus confiant en ses forces, Molière fit paraître la *Critique de l'Ecole des Femmes*, évidemment dans le but de répondre aux attaques dont sa comédie avait été l'objet. Il eut l'heureuse idée de dédier cette nouvelle pièce à la reine-mère, qui représentait le parti religieux à la cour et dans la noblesse. Et nous avons lieu de croire que cette marque de respectueux dévouement fut bien accueillie, car immédiatement après il reçut de la faveur royale des bienfaits qui le rendirent indépendant vis-à-vis des caprices du public. Il fut nommé *poète comique* du Roi et reçut une pension annuelle de mille livres. Cela fut peut-être comme un aiguillon pour son génie; toujours est-il qu'il produisit à de rapides intervalles — à Paris comme à Versailles — trois chefs-d'œuvre dramatiques, qui furent autant de succès, malgré la jalousie des rivaux de Molière, et les attaques du fanatisme religieux.

En 1664, nous voyons Poquelin devenu, pour ainsi dire, le pourvoyeur des plaisirs de son généreux bienfaiteur, faire revivre le populaire Sganarelle — vieilli de dix ans, et sur lequel reposent les amusantes intrigues du *Mariage forcé*. Aux fêtes de mai la *Princesse d'Elide* fut jouée en même temps que *Tartufe* ou l'*Imposteur*.

Cette dernière comédie eut l'heur de plaire à la cour, qui ne se doutait pas du scandale auquel elle devait donner naissance. On renouvela, à cette occasion, le reproche d'impiété, mais d'une manière si violente que l'auteur fut forcé de s'humilier et que le Roi même se trouva embarrassé. Les sentiments religieux de cette époque ne pouvaient guère être favorables à un drame qui s'attaquait au clergé; il n'y a pas lieu de s'étonner de l'effet que produisit « le Tartufe » parmi des gens qui prétendaient surtout à la sincérité, si l'on se rappelle qu'à cette époque florissait Port-Royal, ce foyer d'un parti aux principes austères et que la persécution avait encore aigri. Les plaisirs mondains ne pouvaient qu'être condamnés dans ce milieu janséniste.

Quant à Louis XIV, assez indisposé contre ce parti, il tolérait qu'on le couvrît de ridicule, mais la magistrature, comme l'Église, étaient loin de partager ces sentiments. Les orateurs orthodoxes étaient plus violents dans leurs tirades contre la Comédie que contre Port-Royal même. L'un d'eux, Roules, demanda pour Molière un dernier supplice exemplaire et public. Bourdaloue le dénonça du haut de la chaire, et l'éloquent Bossuet ne pouvait parler de lui sans l'invectiver. Les foudres de l'Église avaient trop de puissance ; la représentation de *Tartufe* fut défendue dans le double but de faire cesser les clameurs, et de montrer une certaine déférence envers ces scrupules religieux, sans fondement, il est vrai, mais néanmoins dignes d'être respectés. Mais les démêlés de Molière avec la Cour ne devaient pas se terminer là. Indigné de ce que les puritains catholiques voulussent le faire passer pour athée et libertin, l'auteur de Tartufe se vengea curieusement par la publication de *Don Juan* ou le *Festin de pierre*, comédie dont le héros nous apparaît « voué au diable avant son temps, » selon la pittoresque expression de Byron. Afin de plaire plus sûrement au public, Molière parut dans le rôle jadis favori de Sganarelle, qui, dans l'espèce, est chargé de défendre la cause de la morale et de la divinité, à l'aide de mille drôleries. Ce n'était pas là une compensation aux yeux de ceux que Molière avait blessés; loin de là. Aussi la pièce fut-elle purement et simplement supprimée par ordre supérieur.

On peut dire, peut-être, que *Tartufe* ne laisse pas, comme les autres conceptions de Molière, percer les idiosyncrasies de l'auteur; mais parmi toutes ses comédies, il n'en est pas d'une conception aussi audacieuse et aussi parfaite. C'était une arme parfaitement adaptée aux attaques de la bigoterie. Molière trouva occasion d'y donner une leçon de morale, tout en mettant au défi une puissance qui n'était que trop dominante. On se plaint souvent avec raison de la critique, mais pourrait-on comparer les petites attaques que suscitent des rivalités littéraires, à l'influence d'une dénonciation appuyée par l'autorité ecclésiastique ?

Dans sa manière de traiter Molière, la censure civile fut aussi inconséquente que le clergé avait été injuste; au moment même où elle défendait la représentation de cette comédie inimitable, elle tolérait sur la scène les farces les plus grossières et les plus corrompues. Il y avait pleine licence pour les bouffons et les ribauds, mais on voulait restreindre l'art dans son expression la plus élevée. Combien de fois le pauvre Poquelin ne dut-il pas soupirer après un peu de cette liberté qu'on ne refusait pas aux pasquinades italiennes des acteurs ambulants? Mais il se vengea en déclarant, par la bouche de Don Juan, que « l'hypocrisie est un vice privilégié qui de sa main ferme la » bouche à tout le monde, et jouit en repos d'une impunité » souveraine. » La postérité confirme son dire, et sa manière de dévoiler les abus à la mode, de mêler, comme par plaisanterie, des axiomes de morale aux scènes d'une comédie, est devenue un des signes distinctifs de ceux qui le suivirent. Outre son génie poétique, il nous faut remarquer ce vieil esprit gaulois qui brille dans tous ses écrits: c'est l'humeur satirique de ces vieux conteurs, aïeux ou descendants de Rabelais, vrais amis de l'humanité, sains de corps et d'esprit, toujours prêts à braver les préjugés, s'exposant aux coups, s'il le fallait, pour l'amour de la vérité, — et quel que fût leur tempérament, grave ou joyeux, guidés uniquement par le désir de détruire l'erreur et de réparer les injustices. Si cette race d'esprits virils eût pu se perpétuer, l'histoire aurait de meilleurs enseignements à nous donner; peut-être la nation française n'eût-elle pas eu à se débattre dans les ténèbres, comme elle le fait depuis le 18 brumaire; c'est à cette date qu'elle abdiqua sa liberté et que, oublieuse de ses traditions, elle renia pour ainsi dire l'esprit philosophique du XVIIIe siècle. Ses ennemis se trouvèrent enrichis de cette dépouille qui, encore aujourd'hui, constitue leur grande force.

A mesure qu'il avance dans sa carrière, Molière semble avoir presque perdu de vue son thème primitif. Il est vrai que dans le *Festin de Pierre*, la médecine et les docteurs n'ont pas été tout à fait oubliés, bien que les allusions n'y soient pas transparentes ni les attaques directes. Dans une crise de désappointements et de chagrins telle que celle traversée par l'artiste, nous pouvons facilement imaginer qu'occasionnellement les pensées du poète se reportaient d'elles-mêmes aux premiers succès de sa vie vagabonde, alors qu'il était continuellement à la recherche de nouveaux sujets de comédie...... et quel sujet devait se présenter plus naturellement à lui que celui auquel il doit ses plus brillants lauriers : le *Médecin ridicule*. Maître désormais de son art et profondément versé dans la théorie médicale du temps, il reprend sa thèse favorite et s'attaque de nouveau à la Faculté dans l'*Amour Médecin*.

V

D'après l'esquisse rapide que nous avons donnée de la carrière de Poquelin, depuis son enfance jusqu'au jour où il fit jouer l'*Amour Médecin*, nous pouvons nous le représenter comme un être assez pauvrement constitué, d'une sensibilité par trop exquise, et toujours en lutte avec mille embarras. Quelles que fussent ses idées particulières à l'endroit de la médecine, il est certain qu'il se soumettait passivement, comme le reste de l'humanité, aux conseils des docteurs de la Faculté. Il est aussi très-probable qu'à l'exemple de tous les malades de son tempérament, il se connaissait mieux qu'il ne voulait l'avouer, en drogues et en science médicale. Quoi qu'il en soit, ses souffrances durent lui fournir l'occasion de se lier avec plusieurs médecins de son époque, du moins avec ceux d'entre eux que leur développement intellectuel élevait au delà du cercle étroit de leur profession, et qui étaient à même d'apprécier la société de Molière, ainsi que ses écrits.

On ne croit pas qu'il ait connu Gabriel Naudé, ou Guy Patin, l'épistolier dont nous avons déjà parlé; mais il était fort attaché à son ancien condisciple Bernier, non moins célèbre que les précédents. Bernier était philosophe plus encore que docteur de la Faculté, car il avait été lié avec Gassendi, dont il avait édité et popularisé les œuvres. Mais l'influence de son intimité avec Molière fut contrebalancée par une autre liaison médicale. Il s'agit cette fois d'un cartésien enthousiaste, Nicolas Léonardi. On connaît peu de chose sur cet homme, mais nous savons qu'une certaine parité de goûts et de sentiments le mit en contact avec notre poète, et nous pouvons conjecturer que durant ces relations, Molière put se livrer à son penchant pour les discussions philosophiques. En compagnie de Léonardi comme de Chapelle, il dut s'entretenir souvent des théories métaphysiques et mécaniques de Descartes, avec la liberté d'allures que favorisait leur intimité. Il voyait donc beaucoup Léonardi, et l'on raconte même qu'il trouva en lui un collaborateur pour ses comédies médicales; mais à ce point de vue on cite plus souvent un autre nom, celui d'un homme célèbre, plutôt comme ami de Molière, que comme praticien. C'était Mauvilain, médecin ordinaire de notre poète, — auquel se rapporte l'anecdote bien connue de Molière malade, dînant à Versailles. On parlait de son état de santé, et le Roi lui demanda ce que le médecin qui le soignait faisait pour lui : « Mauvilain et moi, répondit le comédien, nous tenons une consultation, puis il me donne des avis. J'ai soin de ne les point suivre, et je me guéris. » Il y avait peut-être du vrai dans cette boutade; son médecin se montrait sans doute fort indulgent avec lui, et, comme il arrive souvent, s'occupait plus de son esprit que de ses souffrances corporelles. Pour ne pas être conforme aux usages et ordonnances de la Faculté, le traitement n'en était peut-être que plus efficace. Quoi qu'il en soit, Molière l'approuvait, et montrait à cet égard une gratitude qui témoigne de la plus grande confiance dans les conseils de son médecin. Ce fut en faveur du fils de Mauvilain que Molière écrivit le remarquable placet au Roi, que nous trouvons dans les pièces qui précèdent l'édition de Tartufe. L'importance de ce document pour le sujet qui nous occupe est manifeste, et rien n'est plus à même de prouver le caractère généreux et bon de notre poète. Nous pouvons y lire, entre les lignes, le plaisir qu'il éprouve à faire amende honorable à la docte corporation qu'il avait si souvent attaquée, et cela, pour ainsi dire, à travers la personne d'un ami.

Et il parle ainsi :

SIRE,

Un fort honnête médecin, dont j'ai l'honneur d'être le malade, me promet et veut s'obliger par devant notaires de me faire vivre encore trente années, si je puis lui obtenir une grâce de Votre Majesté. Je lui ai dit, sur sa promesse, que je ne lui demandais pas tant, et que je serais satisfait de lui, pourvu qu'il s'obligeât de ne me point tuer. Cette grâce, SIRE, est un canonicat de votre chapelle royale de Vincennes, vacant par la mort de...

Oserais-je demander encore cette grâce à Votre Majesté le propre jour de la grande résurrection de Tartufe, ressuscité par vos bontés ? Je suis par cette première faveur réconcilié avec les dévots, et je le serais par cette seconde avec les médecins. C'est pour moi, sans doute, trop de grâce à la fois ; mais peut-être n'en est-ce pas trop pour Votre Majesté : et j'attends avec un peu d'espérance respectueuse la réponse de mon placet.

Le canonicat fut accordé.

N'est-il pas singulier qu'en l'unique occasion où Molière ait sollicité une grâce de son royal patron, ç'ait été en faveur d'un membre de la Faculté. Et quoique le service ait été rendu de si bonne grâce — ce qui est évident par le ton de badinage employé dans le placet au Roi — ne nous est-il pas permis de croire que cette fois Molière eut l'idée de faire sa paix ou tout au moins de conclure une trêve avec le corps médical, et que la charge qu'il eut la bonne fortune de faire conférer à son ami est un bon office qui ne doit pas tout à fait être regardé comme personnel par la profession. Des relations aussi intimes et aussi prolongées ne ressemblent certainement pas à celles qui existent habituellement entre le malade et le médecin, si bien assortis que soient l'un et l'autre. Il est arrivé du reste que du vivant même de Molière, Mauvilain eut la réputation de lui avoir fourni les matériaux médicaux nécessaires à ses comédies, indiscrétion qui, après tout, ne causa aucun préjudice à l'ami du grand comique. En effet, Mauvilain, quoique un innovateur et un violent adversaire du conservantisme de la docte corporation, fut plus tard élu doyen de la Faculté, titre qu'il sut porter avec honneur et distinction.

A moins que Molière n'eût étudié la médecine lui-même, il devait remarquer l'imposante et solennelle sottise de ceux qui la pratiquaient, et il n'est pas douteux que les circonstances spéciales où il se trouvait aient favorisé extraordinairement son talent d'observation. Il avait des relations suivies avec les personnes les plus capables de lui donner tous les renseignements qu'il pouvait désirer quant à la prétentieuse pédanterie et à la nullité absolue de ceux qui s'appelaient eux-mêmes dès ce temps-là « les hommes de l'art ». Inutile de faire ressortir une fois de plus l'énergie constante et inflexible avec laquelle il attaque la médecine et ses professeurs. Constatons seulement que les traits généraux sous lesquels il a dépeint les « docteurs » de son siècle, sont, jusqu'à un certain point, reconnaissables aujourd'hui, et que l'esprit de corps et autres absurdités qui provoquaient chez Molière ses profondes et philosophiques observations ont si peu changé que les railleries mordantes du grand comique sont devenues proverbiales et touchent, de nos jours, tout aussi juste que de son temps.

VI

Outre les traditions de la comédie, son expérience propre et ses relations avec Messieurs de la Faculté, Molière puise encore à d'autres sources moins importantes. En société constante avec les savants et les hommes de lettres, il partage leur prédilection pour les grands écrivains de l'antiquité classique. Que si l'on se demande quels étaient ses auteurs favoris, la question se résout d'elle-même; en effet, ne devait-il pas aimer entre tous les poètes et les satiristes qui nous initient aux mystères de la vie intime, ou savent nous peindre les infirmités — morales et physiques — de la pauvre humanité? Les plus anciens sont aussi les meilleurs, car ils forcent moins la note dans leurs descriptions de la vie réelle, — et Plaute, comme Térence, sont maîtres dans cet art. Chose remarquable! chez presque tous les écrivains de cette classe, la médecine est classée parmi les erreurs populaires et les professions ridicules de l'époque; et le chercheur qui exploiterait cette mine au point de vue historique et critique, pourrait y rencontrer bien des curiosités intéressantes pour la science autant que pour la littérature. C'est là un fait remarquable et qui surprendra peut-être bien des savants, même versés dans la connaissance des classiques. Il est probable que tous les poètes, satiriques ou dramatiques de la France, ne fourniraient pas un champ aussi vaste pour l'étude de ce sujet que les poètes romains du temps de la République. De ceux-ci, Plaute occupe la première place; il semble vraiment qu'il ait vécu dans la société des médecins, et chacun sera frappé de l'originalité de ses observations sur tout ce qui se rapporte à l'art d'Esculape.

S'il n'avait pas vu souvent des praticiens à l'œuvre, s'il n'avait lu leurs œuvres et écouté leurs discours, nous ne pourrions nous expliquer la vérité de ses portraits, le choix admirable d'expressions et d'allusions que l'on rencontre dans ses ouvrages.

Le coloris caractéristique de ses comédies et l'esprit des personnages qu'il met en scène ne procèdent pas des poètes de la Grèce, bien qu'il ait imité leur art scénique et en ait emprunté certains traits. C'est encore la comédie en manteau ; ses personnages sont grecs de nom et de costume ; mais ils parlent, ils agissent comme des citoyens romains, et représentent évidemment le côté familier de la vie romaine. Les habitants de la capitale latine étaient d'ailleurs pour Plaute des spectateurs pleins de sympathie ; ils se regardaient complaisamment dans le miroir que ce gai censeur leur tenait devant les yeux.

Ce n'est point par la mise en scène, ou les costumes des personnages, que les comédies médicales de Molière tendent à imiter celles de Plaute. L'écrivain français vise plus directement au but ; ses médecins ont le bonnet, le rabat et la robe qui distinguent les membres contemporains de la Faculté, et ne portent pas le masque, quoi qu'en dise Guy Patin à un confrère, dans cette lettre où il affirme que la troupe de Molière représentait en caricature le médecin de la cour de Versailles. L'erreur du doyen des docteurs peut s'expliquer aisément; jamais sans doute il n'avait assisté à une représentation théâtrale, et les comédies de l'antiquité lui étaient plus familières que les œuvres de Corneille et de Molière. On conçoit dès lors qu'il ait pu se méprendre sur l'usage d'un accessoire, jadis indispensable. Notons en passant que Boileau aida Molière à fabriquer des noms de médecins pour la comédie dont parle Guy Patin. Dans les comédies de Plaute, le poète français vit l'art de représenter au naturel certains types de l'humanité, il put aussi y apprendre à manier habilement le ridicule, cette arme si appropriée à la médecine et aux médecins, à leurs prétentions, à leurs faussetés, à leurs partis, à leurs rivalités jalouses. Les écoles de Rome et d'Athènes furent pour le comique latin ce que les Facultés rivales de Paris et de Montpellier sont à Molière. Il s'occupe aussi des praticiens de province et des docteurs de la capitale,— connaît au reste les maladies, leur traitement, les diverses applications de la chirurgie, — et raille le tout en sceptique véritable. Il y avait donc beaucoup à apprendre de lui; Molière ne s'en fit pas faute et sut s'inspirer du style de ses comédies, de leur intrigue, enfin de ce dialogue que lui seul pouvait égaler ou surpasser. Despréaux reproche à notre poète d'avoir « à Térence allié Tabarin »; avec Plaute pour modèle, il ne méritait pas l'imputation! Grâce aux médecins, une affinité naturelle rapprochait les deux comiques à dix-huit siècles de distance.

Le prédécesseur de Molière réussit admirablement à traiter la délicate question des *honoraires* ; il ne réussit pas moins à exposer la confiance illimitée de certains dans l'art de guérir,— puis la naïveté des diagnostics, et des bouts de consultation qui méritent d'être lus à côté de *Monsieur de Pourceaugnac* ou de l'*Amour médecin*. Nous en voyons un exemple dans les *Ménechmes*, comédie où l'intrigue est encore plus animée et mieux soutenue que dans l'*Amphitryon;* les médecins s'y montrent sous un jour vraiment moliéresque... Plus d'un digne praticien de l'antiquité, imbu d'amour-propre et de procédés routiniers, a dû y trouver son portrait et y reconnaître son mode de questionner les malades. Et, du reste, chaque profession n'avait-elle pas, à Rome comme à Paris, ses ridicules et ses faiblesses? L'art scénique a le droit de s'en occuper, et peut même tendre de la sorte à un but hautement moral. Les médecins ont, de tout temps, été en butte aux traits des humoristes, et, hâtons-nous de le dire, ils ne se sont jamais portés plus mal pour cela. Il faut laisser une grande latitude à la comédie, même quand elle menace d'exagérer la réalité ; lorsqu'elle s'en prend aux défauts et aux absurdités d'une classe d'individus, on peut présumer que ces absurdités et ces défauts existent en effet. La satire est sévère sans doute dans les *Ménechmes*, le *Charançon* et le *Marchand ;* mais à l'époque de Plaute, deux siècles environ avant l'ère chrétienne, les mœurs et les usages avaient pour le moins autant besoin de réforme que sous le règne du comique Molière.

VII

L'*Amour Médecin*, avec accompagnement de symphonies et de danses, fut représenté par la troupe des comédiens du Roi, pendant le mois de septembre 1665. En cette occasion, Molière remplit une fois de plus son rôle favori de Sganarelle, le père de famille irritable, mais bonhomme au fond, variété des plus intéressantes du fameux et multiple personnage. Ce qui doit frapper tout d'abord dans cette pièce remarquable est l'extrême audace qui perce à chaque réplique et presque à chaque ligne. L'auteur, quoique encore placé au ban de la société par les critiques pédants de son temps à la suite de sa dernière campagne contre les faux dévots, ridiculise intrépidement les membres d'une profession qui, en dépit de ses faiblesses connues en théorie comme en pratique, était particulièrement favorisée par la noblesse et les classes instruites et influentes de la nation. Je veux parler des médecins de la Cour que Molière a raillés impitoyablement dans leur langage, leurs actes et même leurs gestes. Ce qui ajoute encore à l'intérêt propre de la comédie dont nous parlons, c'est qu'elle fut représentée précisément à Versailles, le rendez-vous habituel de ceux qui devaient y être bafoués. Il paraîtrait que la brillante assemblée qui assista à la première représentation était parfaitement capable d'apprécier dans toutes leurs parties les scènes comiques qui approchent tant de la réalité. Les exemples de dissentiment et même d'opinions diamétralement opposées en fait de médecine ne sont et n'ont été rares en aucun temps, mais à l'époque spéciale dont nous nous occupons, il se passa un fait qui fournit aux Parisiens l'occasion d'exercer longtemps leur verve caustique. Il arriva que le cardinal Mazarin tomba malade et que se trouvant pour ainsi dire aux portes de la mort, quatre des membres les plus autorisés de la Faculté se réunirent en consultation afin de décider sur la nature de la maladie du grand ministre ; mais cette conférence mémorable n'aboutit malheureusement qu'à des conclusions essentiellement opposées et même à des querelles ouvertes. Esprit soutint que la maladie venait de la rate, Guénaut affirma qu'il fallait s'en prendre au foie, Valot était d'opinion que les poumons étaient obstrués, tandis que de Fougerais maintenait qu'il y avait abcès au mésantère. On le reconnaîtra, rien ne pourrait fournir de meilleurs matériaux pour divertissement scénique, et Molière s'empara de l'incident pour donner une couleur satirique à sa farce.

Ce scandale médical dut naturellement rendre l'*Amour Médecin* d'autant plus intéressant et plus piquant pour ce qu'on appelait, en ce temps-là, la *cour* et la *ville*, que l'une et l'autre eurent le plaisir de voir caricaturer les docteurs les plus éminents du siècle. Boileau qui, comme nous l'avons vu, fut chargé de la recherche de noms grotesques pour les membres de la Faculté, fit d'heureuses trouvailles en ce genre. Tomès, Defonandrès, Macroton et Bahis, indiquent très-exactement les fonctions particulières de chacun d'eux. Si on pouvait douter de la facilité du public à reconnaître au premier coup d'œil les portraits des différents personnages représentés devant lui, l'autorité de Guy Patin, en cette matière, nous paraîtrait plus que décisive. Rien ne lui échappe de ce qui touche la robe, et on peut lire dans une lettre adressée à un de ses amis que « les comédiens de Versailles ont parodié les médecins de la Cour sur la scène, au grand plaisir du Roi et des courtisans. »

Il y eut peut-être un peu de témérité de la part de Molière dans sa joute brillante contre les docteurs à la mode, hommes qui, après tout, occupaient des postes élevés dans le palais de Versailles et que la bourgeoisie vénérait profondément ; mais l'approbation du Roi, en cette occurrence, ne doit pas nous surprendre. Le grand monarque était alors jeune, la tutelle de

Mazarin, si légère qu'elle fût, ne pouvait plus peser sur lui. Quoi de plus naturel qu'à vingt ans le Roi-Soleil ait aimé la société du grand comique qui, nous en sommes convaincu, avait reçu de haut lieu la permission de ridiculiser qui il voudrait et se sentait de force à supporter les conséquences de ses railleries. D'autre part, l'intérêt propre des personnalités qu'il assaillait dans ses ouvrages leur commandait le silence et, autant que nous pouvons en juger par nous-mêmes, nul ne se plaignit. Il est possible cependant de trouver des motifs plus sérieux et plus sympathiques pour expliquer l'indulgence du Roi pour son poète favori. Louis XIV, tout jeune qu'il était, avait pu juger par lui-même de l'ignorance et de l'incapacité des docteurs de la Cour tout aussi bien que n'importe lequel de ses sujets. Les épreuves pénibles qu'il subit en médecine et en chirurgie excusent en quelque sorte la boutade qu'il lança un jour en parlant des héritiers et successeurs d'Hippocrate : Pourquoi ne ririons-nous pas quelquefois de ceux qui nous font si souvent pleurer, dit-il. Remarque aussi profonde que pleine d'à-propos et de justesse. Et certes Molière, en sa qualité de valet de chambre du Roi, ne pouvait pas ne pas connaître les agissements des docteurs, chirurgiens et apothicaires de la cour vis-à-vis de leur patient royal. Ayant sous les yeux un champ d'observations si étendu et si fertile, il ne devait pas aller loin pour chercher des sujets propres à être traités par son génie. Et il y a lieu de croire que quelque *familier* du palais aura été assez indiscret pour lui permettre de feuilleter de temps en temps le recueil étonnant qui est parvenu jusqu'à nous sous le nom de : *Journal de la Santé du Roi*, recueil où Molière pouvait lire, non sans rire à part lui, les ordonnances savantes du premier docteur de Sa Majesté, Valot, et assurément aucune étude ne pouvait lui fournir un sujet plus propre pour le dialogue médical dans *l'Amour médecin* et *M. de Pourceaugnac*.

L'année suivante, le même thème occupa sa plume et il écrivit *le Médecin malgré lui*. Quoiqu'il soit possible de soutenir que l'intention de l'auteur n'ait pas été de bafouer de parti pris la profession, nous sommes bien obligé de convenir que certaines expressions très-sévères et plusieurs allusions fort piquantes à l'adresse de la gent médicale se retrouvent presque à chaque scène de la pièce, ce qui prouve jusqu'à l'évidence que l'auteur ne voulait pas le moins du monde transiger avec la Faculté. La satire pourtant n'est pas directe. Sganarelle n'est pas un docteur, c'est un grossier paysan qui autrefois a simplement servi d'aide à un membre de la docte corporation, passé dont il n'est pas peu fier, et qu'il sait utiliser lorsque des circonstances extraordinaires le contraignent à endosser la toge de guérisseur. D'ailleurs, d'un bout à l'autre de la comédie, se remarque une reproduction malicieuse des mœurs et du langage des médecins de ce temps, et la célèbre « consultation » n'est introduite dans la pièce que comme une parodie gaie et animée de ce qui se passait généralement dans ces occasions.

Il est généralement reconnu que, de toutes les pièces de Molière, connues sous le nom de farces, le *Médecin malgré lui* mérite le mieux ce titre ; chaque incident en est subordonné à l'objet principal, celui de faire rire, but invariable des premiers efforts du poète en province. C'est par le fait *Fagoteux revu*, pièce où Sganarelle est amené, par force majeure, à endosser la robe doctorale, le tout accompagné du burlesque grossier du *Médecin ambulant*. Mais la transformation actuelle démontre clairement un progrès immense; malgré la contexture naïve de l'intrigue, Molière a évidemment travaillé ses types et en a saisi tous les points saillants, au point de vue du ridicule et de la caricature. Ici les ruses et les trucs des médecins, et la clause d'honoraires payés d'avance, sont exposés avec tout le froid réalisme contemporain; et les boulets de son ironie ne laissent plus rien à démolir de l'édifice majestueux, mais branlant, de la médecine du grand siècle. Il n'oublie rien, et sa raillerie implacable vise aussi bien les prescriptions pharmaceutiques, — alors fort à la mode, de la purge et de la saignée, comme remèdes préventifs, — que la morgue et l'imposante niaiserie des guérisseurs eux-mêmes. Comment ne pas rire, encore aujourd'hui, de la science infuse des Fagon, des Valot et *tutti quanti*, des prescriptions de ces docteurs titrés au Roi, en vue « de la maladie à venir, » comme dit Sganarelle, des époques fixées hebdomadairement pour la médicamentation solennelle du grand Louis XIV et de sa cour.

Nous sommes maintenant arrivés à la plus active période de la vie de notre auteur. — Les médecins ont un moment de répit, et d'autres comédies sur des sujets variés sortent successivement de sa plume. Mais, en même temps, les soucis et les chagrins intimes encombrent pour ainsi dire le sentier du poète, et il nous est donné d'entrevoir et de comprendre, entre les lignes du *Misanthrope*, la navrante existence qu'il traîne péniblement à cette époque. Enfin, en 1667, il hasarda de nouveau son *Tartufe*. La tentative était très-risquée ; et le jour qui suivit la « première », un ordre émanant du premier président en défendit la représentation ; et pour ajouter à ce déboire, l'archevêque de Paris menaça d'excommunication tous ceux qui iraient voir la comédie en question. Le Roi qui, sur ces entrefaites, était en Flandre avec son armée, reçut de Molière une pétition où celui-ci protestait fortement contre les mesures de rigueur dont il était l'objet de la part des autorités civiles et ecclésiastiques. Louis XIV refusa prudemment de s'interposer jusqu'à ce que la campagne fût achevée. Sa Majesté, contrairement à ses opinions arrêtées, lesquelles, on le sait, étaient au fond suffisamment libérales en matière d'art et de littérature, recula un moment devant l'indignation des hommes de l'Eglise et de leurs partisans.

Forcé de se soumettre au délai et de remettre la partie à plus tard, Molière reprit sa vaillante plume et rompit la trève qu'il avait conclue avec les médecins, qu'il attaqua de rechef, avec sa vigueur accoutumée, dans la comédie de *M. de Pourceaugnac.*

Dans cette pièce, d'une valeur remarquable, il critiqua sans ménagement et se moqua ouvertement des subtilités physiologiques et pathologiques, basées sur les étranges doctrines de l'école. Les deux docteurs auxquels le gentilhomme limousin est présenté sont les maîtres du genre. L'érudition dont ils font montre en établissant leur diagnostique est pleine d'extravagances impossibles telles qu'aucun « humourist » moderne n'emploierait pour expliquer des choses parfaitement inexplicables. C'est ainsi que nous jugeons nous, en 1877 ; mais n'oublions pas que Molière écrivait alors que les théories et le langage de l'antiquité, en matière médicale, étaient universellement reçus comme irréfutables et sacrés ; ces pédants de la Faculté, citaient correctement, sans doute, leurs auteurs favoris, Hippocrate et Galien, mais ils adoptaient toujours de préférence les vues extrêmes de ces grands médecins. Leurs ordonnances et leurs maximes savantes s'accordaient bien avec les préceptes des maîtres; malheureusement M. de Pourceaugnac ne souffrait pas de la maladie dont ils le croyaient atteint. Le bonhomme n'est pas malade du tout, et c'est justement en ceci que consiste le grand charme de la pièce. Quoique les médecins, en cette comédie, ne soient ni des imbéciles ni des charlatans, leurs conclusions sont erronées, et cependant les erreurs qu'ils commettent sont des preuves manifestes de capacité. Leurs subtilités scientifiques les amènent à découvrir un mal qui n'existe pas, et ils s'obstinent à opérer leur patient en dépit de ses protestations vigoureuses. Leur docte infatuation sur tout ce qui a rapport à leur art et ses formes, jusques et y compris le fameux *dixi* qui n'est qu'un écho de l'École, tout cela est touché supérieurement. Mais ici encore la réalité doit être embellie, et à cette fin, le burlesque des différentes situations scéniques est encore accru par l'introduction d'un accompagnement musical et d'un ballet; l'intrigue même de la pièce a une valeur artistique qui dépasse probablement celle de toutes les autres comédies du même genre. Qui pourra jamais imiter la scène de la consultation où le patient est assis entre les deux praticiens à robe noire, qui l'ont dépouillé de son épée et le tiennent sous la surveillance la plus stricte ? Chacun de ses mouvements dans sa chaise est paralysé par les deux docteurs. Ils le saisissent par l'épaule lorsqu'il parle de se lever, il crache de colère au contre-interrogatoire que lui font subir ses deux inquisiteurs médicaux; mais le tout en vain; il est tombé entre des mains scientifiques d'où aucune échappatoire ne le tirera. Ne dirait-on vraiment pas qu'il y a quelque chose de sous-cutané dans le traitement consciencieux et l'examen sévère de la dupe provinciale? Si, à ce que l'on prétend, Molière avait sujet de se plaindre des gens de Limoges, sa rancune paraît palpablement dans le portrait qu'il fait de M. de Pourceaugnac.

Cependant la santé de Molière devenait mauvaise, ses affaires d'intérieur depuis longtemps dérangées empoisonnaient lentement son existence; et c'est à cette période de sa carrière que parut la comédie-pamphlet de Le Boullanger de Chalussay, œuvre écrite évidemment pour défendre la profession médicale. C'était une pièce en vers et en cinq actes, intitulée *Elomire hypocondre ou le Médecin vengé*. On dit que les membres de la Faculté ne furent que médiocrement satisfaits de cette sorte de revanche entreprise en leur faveur, et on prétend qu'ils se refusèrent énergiquement à admettre que cette comédie ait pu être écrite par quelqu'un appartenant à « l'École », de près ou de loin. Pour nous, cette répudiation professionnelle n'est nullement convaincante. Il n'est pas douteux que «Élomire » fut composé par un écrivain à la solde de la Faculté, sinon un médecin lui-même. Quoi qu'il en soit, la comédie d'Élomire (anagramme de Molière) est clairement la production d'une personne qui connaît le comique intimement, et n'ignore rien de ce qui le concerne. Cet auteur sait tous les secrets de sa vie privée et fait son profit de tous les bruits malicieux qui circulent à son sujet, y compris ces allusions cruelles à ses chagrins domestiques et à sa jalousie. Nous ne mentionnerons pas les calomnies que M. Baffra a réussi si heureusement à réfuter. Les infirmités physiques mêmes de Molière ne trouvèrent pas grâce devant l'auteur d'Élomire qui lui reproche sa toux continuelle, tout en ayant l'air d'être inquiet pour sa santé, et termine en lui donnant le conseil des amis de Job. Et quoiqu'il prétende rendre justice à ses talents, la violence et l'acrimonie générale de la pièce trahissent ouvertement son hostilité, sinon celle des gens à la solde desquels il écrit. Toutefois, malgré ses afflictions conjugales et autres, Molière continuait à se servir infatigablement de sa plume. *Amphitryon*, *George Dandin* et l'*Avare* virent le jour successivement. *Tartufe*, sa pièce refusée, est complétée, et ses efforts pour donner de la publicité à cette pièce sont incessants. L'ayant jouée devant le prince de Condé à Chantilly où le mérite extraordinaire de cette comédie causa une réaction en sa faveur, Molière obtint la permission de la faire représenter à Paris.

Le poète comique occupa activement les trois dernières années de sa vie à augmenter la liste déjà si longue de ses œuvres inimitables. La cour et la ville applaudirent tour à tour l'*Amour magnifique* et le *Bourgeois gentilhomme*. La nouvelle salle des Tuileries fut inaugurée par le spectacle splendide de *Psyché*, tragi-comédie, où le grand Corneille apporta la quote-part de son génie. Mais le Roi part de nouveau pour la Hollande, et pendant quelque temps du moins, Molière est libre de travailler pour le public, à qui il donne bientôt les *Fourberies de Scapin*. Au retour de la Cour, il fit jouer la *Comtesse d'Escarbagnas* où il réexamine, pour ainsi dire à la loupe, les *Précieuses ridicules*, afin de voir si certains faibles ne lui avaient pas échappé; et il reprend le type de la Précieuse, introduisant pour cette fois comme victime le mari, personnage qui excitera toujours l'intérêt et la commisération, aussi longtemps qu'il sera dominé par un bel esprit en jupons. Il laisse dorénavant en repos les petits marquis qu'il a attaqués ailleurs, et c'est parmi les « *amis de famille à la mode* », les hommes de lettres, avec leurs cabales et leurs intrigues, qu'il va chercher les personnages et le sujet des *Femmes savantes*, cette favorite de la scène.

A mesure que la carrière de Molière touche à sa fin, le grand comique travaille avec plus d'activité, et les productions de son génie nous intéressent d'autant plus que ce sont les dernières. C'est en ce temps qu'il nous lègue ce souvenir à la fois gai et navrant : le *Malade imaginaire*, où il prononce son tragique adieu au théâtre et à la muse. Sa santé était sourdement minée depuis de longues années et la vie lui devenait de plus en plus intolérable. Il est plus que probable, comme l'avance M. Bazin, qu'il trouve un secret plaisir à dépeindre dans sa comédie les misères de sa propre condition; toutefois il est bon de n'accepter cette affirmation qu'avec caution. Des sentiments d'un ordre analogue se trouvent exprimés dans d'autres de ses œuvres, *Tartufe*, par exemple. Si, dans cette pièce, Orgon ne s'occupant que de son salut, espère obtenir quelque faveur céleste en s'unissant à un beau-fils qui n'est qu'un vil hypocrite et un plat fripon, dans le *Malade imaginaire*, Argan, avec sa foi superstitieuse dans les remèdes pharmaceutiques, se figure en vendant sa fille à un jeune niais qu'il s'assurera de toute l'habileté médicale qu'il peut désirer à l'avenir. Ainsi, l'on voit qu'il est utile d'être circonspect, en appréciant les prototypes de Molière, et de ne pas substituer ses conceptions propres à celles de l'auteur. Quoi qu'il en soit, ce grand fait reste ; que vers la fin de sa vie, le scepticisme de Molière à l'égard de la médecine se changea en incrédulité complète et en mépris absolu ; et il peut à bon droit, s'écrier comme Béralde, dans sa comédie, « qu'il n'est pas de plus grande mômerie sous le ciel que celle d'un homme qui se mêle de guérir les autres ». Il se peut toutefois qu'il ait voulu simplement opposer philosophiquement la crédulité à l'incrédulité, se refusant à admettre comme rationnel le sentiment naturel de préservation de soi-même, sentiment qui, s'il est modéré, est, en cas de maladie, à la fois un devoir et une vertu ; mais dans une âme affaiblie et timide, souvent il dégénère en égoïsme coupable ou en lâcheté méprisable, état que la misérable condition d'Argan personnifie si fortement, et qui, *mirabile dictu*, représente si bien la malheureuse situation de Molière lui-même.

VIII

Dans le *Malade imaginaire*, Molière fait usage de différents matériaux qui existaient déjà dans le théâtre de l'époque, tels que Boniface, dans le *Pédant* de *Bruno Nolano*, le *Malade mari* de Chevalier, et son propre *Médecin volant*. Mais on doit reconnaître que s'il n'a pas créé en entier son canevas et ses types, il leur a communiqué l'empreinte particulière de son génie. Si à notre point de vue il est un imitateur dans ses personnages et ses intrigues, il n'en est pas moins vrai que sa comédie transforme si complétement les uns et les autres, qu'il recueille pour ainsi dire une abondante moisson là où d'autres auraient glané péniblement quelques épis. Dans sa manière de traiter l'élément médical auquel ses productions merveilleuses doivent leur charme et leur intérêt, il ne doit rien, pas plus à ses contemporains qu'aux comiques ses prédécesseurs; il les dépasse de cent coudées, et en sondant les faibles de la profession médicale, il porte son analyse jusque dans les arcanes les plus voilés et les plus secrets du *métier*. Depuis le lever du rideau jusqu'à sa chute, cette pièce est la satire la plus mordante qui ait jamais été faite de notre art et de notre science. Rien n'est omis de ce qui, dans la pratique, les tendances et les formes de la médecine, peut prêter le flanc à l'ironie et au ridicule. A partir du moment où nous voyons le *Malade* faire le relevé mensuel de son compte d'apothicaire, nous assistons à un spectacle morbide qui nous fait voir que M Purgon a passé par là et jusqu'à la scène où le nouveau licencié prononce le *juro* final aux cris de *vivat*, *vivat*, *vivat*, cent fois répétés; c'est un courant continu de critique, d'ironie et de burlesque.

On sait que hormis le ballet, la scène de la réception de la licence ne retrace pas fidèlement ce qui se passait en de semblables solennités. Relativement aux héros de sa pièce, les personnages qu'il fait défiler sous nos yeux sont des portraits vivants, véritables. MM. Fleurant, Purgon et MM. Diafoirus, jeune et vieux, ne sont nullement des caricatures dans les situations dramatiques où Molière nous les montre ; ce sont des types vrais et réussis de leur profession telle qu'elle existait alors. M. Purgon « n'est pas homme à permettre qu'on se moque ici de ses ordonnances et qu'on fasse refus de prendre les remèdes qu'il a prescrits. » M. Diafoirus, si grave et si respectable, est un profond admirateur des formes et des règles. Il n'est pas ambitieux et préfère la bonne clientèle bourgeoise à celle de la cour, où « les gens veulent absolument qu'on les guérisse » et ne désire pas autre chose que *la pratique* des roturiers pour son fils. De même, Thomas est véritablement un digne bachelier, et quoique le père avoue candidement que les capacités de son fils sont loin d'être brillantes, « toutefois à force de battre le fer il en est venu à avoir ses licences », fait que nous sommes obligés d'admettre, tout en approuvant la conduite d'Angélique qui lui refuse sa main. Comme l'on voit tous les jours, quand il se trouve quelque Cléante jeune, beau, spirituel, et même quelquefois riche ; avec toutes ces qualités, il n'est pas difficile de se faire choisir. Ces Messieurs du *Malade imaginaire* sont des gens comme tout le monde, ils représentent en moyenne le praticien parisien respectable, et ils remplissent parfaitement leurs rôles comme tels. Dans l'*Amour Médecin* et *M. de Pourceaugnac*, Molière nous a familiarisés avec les faits et gestes des savants docteurs dans leurs relations avec leur patient ; ici le tableau est encore plus fortement coloré, et il lance son dernier trait à la médecine en nous introduisant au foyer même de l'Ecole où étaient enseignées la théorie et la pratique de l'art, et nous découvre ainsi la source même d'où il tirait ses pantomimes réalistes, reproductions exactes de la vérité.

Passant de la scène avec ses assemblées de médecins réels ou grotesques à l'amphithéâtre de l'ancienne Faculté de Paris, dans la rue de la Boucherie, nous assistons encore à une représentation. Si la pièce change, la salle où étudièrent et enseignèrent tour à tour les grands anatomistes du dix-septième siècle, les Bertholan, Picquet, Littré et Winslow, n'en est pas moins intéressante pour sa mise en scène et l'action piquante qu'y s'y déroule. Brillamment éclairée par un immense vitrail représentant le Christ, la Vierge et saint Luc, le patron des médecins, nous voyons une foule de docteurs, le bonnet carré sur la tête, drapés dans une soutane de soie violette, et une robe rouge fourrée d'hermine; au-dessous d'eux une foule d'étudiants, vêtus de la robe noire des bacheliers, et, placé sur une chaise élevée, le doyen présidant l'assemblée silencieuse et célébrant dans une harangue cicéronienne les vieilles gloires d'une institution plusieurs fois séculaire. Voilà d'un trait de plume un tableau exact de la vieille Faculté lors d'une cérémonie réceptive : ne s'y trouve-t-il pas véritablement une certaine grandeur et majesté ? C'est ici la fameuse Faculté de médecine qui, de temps immémorial, a toujours réclamé pour elle les privilèges apostoliques et exclusifs *legendi, interpretandi et faciendi medicinam hic et ubiquè terrarum*, *in nomine Patris et Filii et Spiritus Sancti*, et dont l'anathème était toujours tenu prêt en réserve pour ceux qui osaient mettre en question son autorité ou doutaient de l'excellence de son enseignement.

L'histoire contemporaine de cette corporation majestueuse et puissante est certes curieuse et intéressante à tous les égards, mais particulièrement pour ceux de la profession, ou les patients qui ont affaire à elle; rien de plus étonnant que son esprit d'exclusivisme, de chicane et de routine obstinée. Assurément, si la Faculté n'était pas ouvertement l'ennemie du progrès, elle ne voulait pas, en tout cas, en entendre parler par qui que ce fût hors de son sein. Et comme la marche en avant du temps était rapide, l'École se trouvait en antagonisme déclaré et continuel avec les législations et les grandes et utiles découvertes du jour. Pendant longtemps elle défia toute interposition parlementaire, et tint en respect pendant plusieurs génération les chirurgiens et les apothicaires; elle proscrivit la circulation du sang parce qu'elle venait d'Angleterre, l'antimoine parce qu'il venait de Montpellier, le quinquina parce qu'il était originaire d'Amérique. Enfin la Faculté était le camp fortifié et le point de ralliement d'une guerre de partis inouïe dans les annales de la médecine. Aussi l'institution paya-t-elle cher ses iniquités. Aujourd'hui son nom seul symbolise l'ignorance, le savoir prétentieux—et la routine têtue, et à l'heure actuelle, le public, trop souvent crédule, rend ses représentants modernes responsables d'abus et de pratiques n'existant plus depuis longtemps.

Quelle était la science que cet auguste conclave représentait? Quel était ce système merveilleux, aujourd'hui presque oublié? Toute cette lourde littérature latine est enfouie maintenant dans les casiers de la bibliothèque de l'école de Médecine, mine de recherches inépuisables pour l'archéologiste médical qui voudrait explorer les sources d'où les médecins du temps passé tiraient leurs inspirations? Tout d'abord et en tête venait leur grande autorité, ils révéraient Hippocrate; mais soyons sur nos gardes, ce n'est pas le médecin de Cos dont nous vénérons le nom qu'ils respectaient, mais bien un Hippocrate annoté, amplifié et enseveli pour ainsi dire sous des monceaux de scholastique impénétrable qu'une connaissance parfaite de la philosophie et de la terminologie péripatétique pourrait seule exhumer et rendre intelligible. Galien, Averrohes et Avicenne suivirent les traces d'Aristote; à cette tribu d'Arabistes succédèrent les écoles de Salerne, Padoue et d'autres d'une époque et d'une réputation plus modernes; chacune à son tour aidant à former un fond d'hypothèses auquel on donnait à tort le nom de science. De cette masse énorme et confuse d'autorités et d'influences anciennes du moyen-âge et contemporaines sortit graduellement ce système de psychologie dogmatique, si complexe dans sa nature et si curieuse à démêler. Ses éléments variés sembleraient tout d'abord défier toute assimilation, mais un procédé ingénieux d'adaptation et de concession réciproques rendit le tout suffisamment consistant. Comme en tout autre cas où des théories spéculatives sont basées sur des présomptions, ce système devait nécessairement être incomplet. Les subtilités et les points contestables y abondaient, et la quantité des matériaux propres aux thèses et aux argumentations solennelles était infinie ; mais la Faculté qui faisait la loi l'interprétait seule, la latinité et la logique passaient avant les faits et l'expérience de tous les jours; en médecine c'était le règne de l'autorité absolue. On échafauda à grand'peine des doctrines peu étayées sur les éléments, leurs quantités primaires ou occultes, les humeurs, les tempéraments, les notions de l'âme avec ses facultés et ses fonctions; leur pathologie fantastique était d'ailleurs de pair avec les superfluités humoristiques, et leurs viciations, conditions réelles ou imaginaires qui menacent de survivre à leur terminologie. Leur thérapeutie en était d'ailleurs le corollaire logique. En sectateurs fidèles d'Hippocrate et des traditions, ils ne manquaient pas d'une certaine conviction scientifique que la maladie avait une histoire naturelle qui lui est particulière, et qu'il n'était pas à propos ni de hâter ni d'anticiper sur les événements, mais bien plutôt de rester dans une situation expectante et de profiter habilement de la maladie; mais la première partie de cette vérité était généralement négligée, tandis que la deuxième leur laissait toujours beaucoup à faire, et la pathologie se réduisait alors pour eux en cette simple question de qualité et de quantité des humeurs, la pléthore et la cacochymie ou la corruption étaient les principaux ennemis à combattre, le premier par la saignée, le second par la purge. Et lorsque l'existence de la terrible cacochymie était constatée, il fallait se débarrasser, à tout risque et quand même, des humeurs peccantes, conséquemment la pratique universelle pouvait se résumer dans la formule comique : *Clysterium donare, seignare et purgare.*

Les terribles imprécations dont M. Purgon accable son malade indocile, montrent quelles redoutables pénalités étaient en réserve pour ceux qui osaient rejeter les mesures thérapeutiques consacrées. Mais les maux n'étaient pas sans remèdes; en outre de la purge et de la lancette, le compte de M. Fleurant l'apothicaire nous offre une ample démonstration de l'ingénuité et de l'invention médicale. Il est bon de rappeler à la mémoire des contemporains la gloire passée de ces faussetés célèbres dont il est si difficile de se débarrasser entièrement, même aujourd'hui, et qui faisaient alors partie d'un système tout d'une pièce substituant une idée abstraite aux phénomènes réels, se basant sur des théories métaphysiques où la logique usurpait la place de l'expérience et de la démonstration, développant cette fiction médicale que la crédulité et l'imperfection mentale de l'humanité doivent éternellement renouveler dans le domaine de la médecine, domaine où les alités s'obstinent à vouloir être guéris et où les docteurs flattent incessamment leurs espérances.

Si nous jetons un coup d'œil rétrospectif sur ce qui se passait il y a deux siècles, l'étude de la médecine et les cérémonies qui l'accompagnaient nous présentent un spectacle aussi curieux que la doctrine de l'École elle-même. Afin de saisir complétement le point de vue comique où Molière se place dans ses intermèdes, il nous faut savoir quelque chose de l'actualité à cette époque. En outre des branches qui se rapportaient à l'anatomie, l'hygiène et la diète trouvaient une place dans les fameuses catégories des *choses naturelles* et des *choses anti-naturelles*, les deux parties en lesquelles le cours était divisé. On doit conséquemment admettre que les éléments d'études étaient suffisamment étendus pour l'époque. Mais quoi de plus extraordinaire que la stricte défense de manipuler les cadavres et de manier le scalpel, comme étant chose au-dessous de la dignité doctorale ! L'étude de la maladie était également arriérée, et le fait est qu'aucun enseignement clinique n'existait pour la préparation au doctorat. Les générations médicales du passé, en France aussi bien qu'ailleurs, paraissent avoir été trop absorbées dans l'érudition pédante, la philosophie aristotélienne, les discussions interminables et autres restes de la tradition scholastique, pour jamais songer à enseigner la médecine au pied du lit du malade. Si incroyable que cela puisse sembler, la majorité des étudiants atteignaient le degré de bachelier et discouraient savamment sur la nature et la guérison de la maladie sans jamais avoir pratiqué un cas quelconque, de sorte que l'on peut affirmer que l'enseignement pratique qui est pour nous le point le plus important était entièrement négligé par eux. Leur force était l'habileté dans la dialectique, l'adresse dans les joûtes académiques, l'éloquence dogmatique dont un avenir brillant récompensait le mérite. Ils semblaient oublier que la médecine était faite pour le malade et non pour le professeur, leur grand but était de savoir et de discourir sur tout ce que les anciens avaient dit à l'égard de la santé et de la maladie, « à s'attacher aveuglément à leurs opinions et à ne vouloir ni comprendre, ni écouter l'expérience des autres ; » et, comme le jeune Diafoirus, « être ferme dans la dispute, fort comme un Turc sur les principes, ne démordre jamais de son opinion et poursuivre un raisonnement jusque dans les derniers recoins de la logique ». Après deux ans d'assiduité au cours médical, l'étudiant était éligible au baccalauréat, qui était suivi à certains intervalles par de nouvelles épreuves, telles que des thèses *ad libitum*, des thèses cardinales et autres preuves d'habileté argumentatives et scientifiques. — Après deux nouvelles années d'exercice dans cette gymnastique de formalités polémiques, venait l'examen final pour la licence ; l'admission au *Vesperi* suivait immédiatement la cérémonie de la prise du bonnet comme dans la comédie *le résumé du « Curriculum »*.

La manière amusante de conférer le doctorat et les procédés bizarres auxquels le malade était obligé de se soumettre pourraient amener le lecteur à croire que Molière s'est abandonné à l'extravagance de sa verve comique ; mais ici aussi avec les institutions des deux facultés rivales sous les yeux, il n'avait pas à chercher loin pour des modèles. Toutefois, le cortége musical, qui faisait partie du cérémonial de Montpellier et spécialement l'examen pour la licence, ainsi que la grande abondance de gérondifs résonnants que le formulaire de l'Ecole contenait, tout cela semblerait avoir été les sources principales où Molière aurait puisé pour la comédie en question.

Nous ne devons pas omettre cette circonstance singulière à laquelle il a déjà été fait allusion, à savoir que Locke, le métaphysicien anglais, se trouvait à Montpellier à l'époque dont nous nous occupons, et qu'après avoir assisté à une prise de robe doctorale, il alla à Paris où il put voir la comédie de Molière. Le récit que fait l'illustre savant anglais de la recette pour faire un docteur est éminemment graphique et intéressante. Il parle d'une grande procession de docteurs en robe rouge et en bonnet noir, des violons jouant des airs de Lulli, puis du président faisant signe aux exécutants de se taire, et aussitôt le silence obtenu, se mettant à parler avec force louanges adressées à ses collègues, et concluant par une diatribe contre les innovateurs en général et les partisans de la circulation du sang en particulier. Après quoi le président reprend son siége et la musique continue. Le récipiendaire présente ensuite ses compliments au chancelier, aux professeurs, puis à l'académie, et les violons recommencent. Puis le président prend un bonnet qu'un huissier tenait sur l'extrémité de sa verge pendant toute la durée de la procession, et il le place sur la tête du docteur nouvellement élu, lui met un anneau d'or au doigt, lui passe une chaîne d'or au cou et le prie finalement de s'asseoir. Les remarques de Locke, toutes moqueuses qu'elles soient, nous intéressent à cause des différentes phases qu'il rapporte, et auxquelles ressemblent évidemment les scènes de la comédie et particulièrement celle où, par exemple, on dit au candidat : *dignus, alumnus de Montpellier*. Les passages les plus burlesques nous viennent de la source rivale, et il est plus que probable que le docteur de la Faculté de Paris qui collaborait avec Molière fut trop heureux de trouver une occasion de détourner sur Montpellier le courant de ridicule auquel sa propre école aussi bien que celles de tout le domaine médical étaient exposées.

IX

Les « Cérémonies burlesques » doivent leur origine à la coterie des *beaux esprits*, dont le salon de Ninon de Lenclos formait alors le centre. Ninon, Mme de la Sablière, La Fontaine, Chapelle et Boileau professaient la plus sincère admiration pour le grand comique, l'aidaient et l'encourageaient dans les attaques qu'il faisait incessamment sur la méthode des écoles et l'art d'en imposer aux hommes avec des paroles creuses. Assaillir la crédulité en matière de religion et viser droit aux préjugés des classes élevées eût été dangereux, mais les savants professeurs de philosophie et de médecine étaient une cible toute trouvée pour lui, les médecins surtout, à cause de leur impuissance à guérir les infirmités nombreuses et incurables auxquelles il était lui-même en proie; et c'est sur eux surtout qu'il dirigea, avec le concours de ses amis, son feu le plus vif et le plus incessant. Ce fut à l'hôtel de Mme de la Sablière, à l'occasion d'un de ces soupers joyeux, quand son salon devenait le rendez-vous de toute l'élite intellectuelle de Paris, que l'*intermède* des cérémonies fut improvisé. La conversation étant tombée sur les formalités absurdes du cérémonial de la Faculté, Molière qui, en ce temps-là, écrivait son *Malade imaginaire*, fit savoir le titre de la nouvelle pièce à laquelle il travaillait; tout le monde applaudit, et la *cérémonie* du *Bourgeois gentilhomme* ayant réussi si bien, la compagnie persuada à Molière de mettre à exécution la même idée dans la comédie qu'il faisait et de donner aux Parisiens un travestissement des rites et mystères de l'admission d'un bachelier au doctorat de médecine, sa prise de robe, le latin barbare de son discours de réception, la thèse scientifique gravement soutenue, etc., etc. Il est bon de noter que jusque-là le cortége et les formalités de la profession doctorale elle-même n'avaient jamais été considérés comme ridicules, une certaine vénération était encore attachée à cette parade symbolique d'un autre âge. L'esprit d'innovation, toutefois, commençait à porter ses fruits, et les familiers intimes de ce cercle rivalisaient d'ardeur à saper la base de l'édifice que ceux du XVIIIe siècle devaient détruire complétement. Molière donna le plan auquel chacun de la compagnie contribua, qui pour une phrase, qui pour un couplet en latin de cuisine, et il est avéré que Ninon elle-même ne fut pas la dernière à fournir sa quote-part de vers piquants.

Il y a lieu de croire qu'il se trouvait en cette occasion, chez la belle marquise, quelques membres de la Faculté elle-même bien connus de Molière, tels que Bernier, Mauvelain et Léonard, tous gens plus ou moins sceptiques. Certains détails de composition prouvent abondamment une connaissance intime des détails les plus voilés du sanctuaire médical que nul, hormis un initié, ne pouvait savoir, fait qui, à tout prendre, ne démontre nullement qu'il y eût malice ou rancune contre l'Ecole chez les révélateurs. Au fond, il ne pouvait y avoir rien de terrible ni de vindicatif dans la badinerie folâtre à laquelle se livraient pour le moment les graves et savants personnages auxquels nous venons de faire allusion; et il est hors de doute, à notre avis, qu'ils ne prêtèrent leur concours de plaisanteries à la parodie comique de leurs institutions que parce qu'ils se croyaient parfaitement justifiés en prenant leur part d'amusement dans une réjouissance intime, en hommes d'esprit comme ils étaient. Assurément, ils étaient loin de se douter que ces mêmes lazzis et brocards qu'ils prodiguaient gaiement à l'*Alma Mater* étaient autant de projectiles qui devaient la renverser dans la poussière. Telle fut l'origine de l'intermède des « cérémonies » dont la comédie elle-même pourrait, à y regarder de près, n'être considérée que comme l'accessoire.

Le burlesque de l'intermède qui a été puisé dans le patois macaronique de l'ouvrage italien de Théophile Folingo, lequel l'offrit à Molière, a le double avantage de le mettre à même de travestir supérieurement l'informe langage classique de la profession, et en même temps de rendre intelligible au public français les mots à double entente qui y abondent. Les couplets, tels qu'ils nous sont restés dans les éditions ordinaires du grand comique, doivent être regardés comme un abrégé de la cérémonie du doctorat. Ceci est suffisamment prouvé par les fragments additionnels découverts par M. Magnin, il y a quelques années, lesquels nous rendent la version du salon de Mme de la Sablière dans son intégrité primitive. Molière, en homme de goût, surtout dans ce qui concernait la comédie, paraît avoir écourté et éliminé les passages les plus violents, lorsqu'il prépara la parodie des cérémonies pour le public.

Là où la comédie finit, commence, à proprement dire, l'intermède. Les médecins et l'apothicaire ayant été repoussés par un habile statagème et tout espoir de posséder un membre de la Faculté pour fils étant éteint chez Argan, celui-ci, malgré ses scrupules de conscience et sa répugnance à être cru médecin, finit par céder à l'idée qu'on lui fait accepter qu'en revêtant la robe et le bonnet carré, « il aurait su parler suffisamment de latin, de médecine et de maladies » pour le restant de son existence. Quant à la barbe dont il est largement fourni, on lui fait entendre qu'elle compose « à elle seule plus de la moitié du médecin ». Le philosophique Béralde trouve pour sa part que la cérémonie tout entière ressemble par trop à une extravagance de la foire que la saison (nous sommes en carnaval) peut autoriser. Le cortége burlesque des docteurs, chirurgiens, apothicaires et étudiants, font leur apparition en tumulte, chantant et dansant, et la scène commence. La séance est ouverte par le président qui prononce un pompeux éloge de la médecine et de la Faculté, où il est facile de découvrir le discours pompeux du *Vesperi* :

Non possum, docti confreri,
En moi satis admirari
Qualis bona inventio
Est medici professio,

Quam bella chosa est et bene trovata
Medicina illa benedicta,
Quæ, suo nomine solo,
Surprenanti miraculo,
Depuis si longo tempore,
Facit à gogo vivere
Tant de gens omni genere.

L'exorde se terminait, selon l'usage de l'École, par l'exposition du but de l'assemblée :

C'est pour cela que nunc convocati estis,
Et credo quod trovabitis
Dignam materam medici
In savanti homine que voici.

La capacité du candidat ayant été reconnue, les textes préparatoires sont appliqués et l'examen continue. Il faut bien l'avouer, l'épreuve n'est pas bien terrible, pas plus en argumentation qu'en autre chose, mais tout se passe selon les règles. Les points généraux et l'ordre des questions sont parfaitement indiqués au fur et à mesure que les docteurs poursuivent l'examen à tour de rôle.

Le premier sujet concerne les vertus de l'opium :

Très-savanti bacheliere,
Quem estimo et honoro,
Domandabo causam et rationem quare
Opium facit dormire.

La question est tout à fait physiologique et nous nous trouvons d'un bond dans le royaume des *qualités occultes*. Alors vient la pathologie, puis l'hydropisie, l'asthme, la fièvre, etc., forment les matériaux pour l'examen. Le tout présente un épitome assez correct de la théorie et de la pratique des maximes de l'humorisme suranné qui, après tout, à part quelques modifications, subsiste encore tout entier de nos jours et forme la base d'un système de routine qui compte, même en 1877, de nombreux admirateurs et sectateurs.

L'efficacité de ce traitement est résumée dans le refrain que chante le chœur après la solution de chaque question :

Clysterium donare,
Postea seignare,
Ensuita purgare.
Reclystare, reseignare et repurgare.

L'applaudissement du chœur après chaque réponse est à remarquer. Cette réponse se rapprochait singulièrement du texte employé par le véritable président de la cérémonie lorsque ce dernier passait à une nouvelle argumentation.

CHORUS.
Bene, bene, bene, bene respondere !
Dignus, dignus est intrare
In nostro docto corpore.

Après de si brillantes preuves de capacité, l'admission du candidat bachelier n'est plus douteuse. Le président alors fait prêter, dans les formes voulues, le serment qui est presque identique à celui en usage à la Faculté de Paris, où perce si clairement l'esprit de corps de l'École et à chacun des articles duquel le candidat répond par le fameux *juro*. Alors le président prenait le bonnet et le plaçait sur la tête du nouveau promu, prononçant en même temps la formule célèbre qui est évidemment la bénédiction, et dont voici le texte :

Ego, cum isto boneto
Venerabili et docto,
Dono tibi et concedo
Virtutem et puissanciam
Medicandi,
Purgandi,
Seignandi,
Perçandi,
Taillandi,
Coupandi,
Et occidendi,
Impune per totam terram.

Ici l'accompagnement du ballet reprend pour quelques instants, puis le docteur nouvellement élu éprouve les besoins de faire un discours de remercîment, dans lequel il prodigue les éloges à la Faculté et reconnaît avec gratitude l'honneur et le bienfait qui viennent de lui être conférés.

Si j'alloibam m'engageare
Vobis louangeas donare,
Et entreprenoibam adjoutare
Des lumieras au soleillo,
Et des étoilas au cielo,
Des ondas à l'oceano,
Et des rosas au printano.
Agreate qu'avec uno moto
Pro toto remercimento
Rendam gratiam corpori tam docto.

A la fin de la scène, le médecin nouvellement élu est loué à son tour avec accompagnement par le chœur de chants, de battements de mains, de coups de pilons dans des mortiers et toutes sortes d'extravagances imaginables, le tout rehaussé par le refrain :

Vivat, vivat, vivat, vivat, cent fois vivat,
Novus doctor qui tam bene parlat!
Mille, mille annis, et manget, et bibat,
Et seignet, et tuat!

La présence ici de termes purement chirurgicaux paraissait à première vue assez inconséquente puisque les médecins se sont engagés par serment à ne pas pratiquer l'art manuel de la chirurgie et tout ce qui concerne cette branche de la médecine. Ceci ne peut guère être reproché à Molière, parce que le public pour lequel il écrivait ne voyait absolument aucune différence entre le chirurgien et le docteur, ce qui explique l'introduction des apothicaires avec leurs mortiers pour célébrer le triomphe du candidat.

Aucune section ou subdivision de la Faculté n'est épargnée ; cependant, maintenant que nous sommes au courant des sentiments de rivalité qui existaient entre chaque branche de la profession, nous devons reconnaître qu'il n'était pas plus sévère pour chacune d'elles qu'elles ne l'étaient à l'égard les unes des autres. Mais si le monde médical fut offensé par ces moqueries, il fut bien vengé; car rien n'est plus singulier que la mort subite de cet archi-ennemi de la médecine. Cet événement, comme on le sait, eut lieu au moment le plus gai de l'intermède dont il vient d'être question, Molière qui jouait le personnage d'Argan venait de prononcer le *juro* final lorsqu'il fut soudainement saisi par la maladie. On ne l'emporta hors du théâtre que pour mourir.

Cette esquisse comparative de l'Ecole médicale de la Faculté et du Théâtre nous offre un contraste rare. Si tout d'abord nous voulons considérer la brillante satire du comique comme de l'extravagance, nous n'en sommes pas moins obligés d'admettre que cette extravagance touche de bien près à la vérité. Si nous pouvions aujourd'hui assister à la cérémonie du Doctorat avec tous ses accessoires surannés, il nous serait difficile de distinguer le moment précis où la gravité de la cérémonie cesse et où le burlesque commence. Les vieilles modes et le langage même de nos ancêtres ne nous appartiennent plus, de même la théorie et la pratique des médecins de l'époque ne sont plus de notre temps et sont heureusement enterrées avec leurs professeurs. On ne doit pas oublier que Molière, dans la campagne qu'il entreprit contre la médecine, dut beaucoup aux circonstances, au patronage et à la protection royale qui seule pouvait préserver le poète des conséquences de son impitoyable et mortelle ironie. En ce moment le roi plein d'ardeur, de jeunesse et de gaîté, revenait de sa première guerre en Hollande, guerre qui devait malheureusement être suivie plus tard de succès douteux, de troubles et de désastres. Pendant le triste déclin de Louis XIV, que serait devenu le génie de Molière, comment aurait-il percé ?

Le grand comédien qui fouetta de ses sarcasmes inexorables l'autorité despotique, attaqua le mariage qu'on est convenu d'appeler mariage de raison, se moqua de l'amour immodéré de la vie, de la faiblesse éternelle et de la facilité des malades à se laisser duper, eût-il pu, demandons-nous, reproduire cette satire de l'humanité devant le grand Roi devenu vieux, et est-il probable que Louis XIV eût alors favorisé les tendances égalitaires et les innovations de son valet de chambre? L'affirmative est peu probable, selon nous ; ce qui est certain toutefois, c'est que de toute manière la mort de Molière arriva à propos, si je puis m'exprimer ainsi........ sa tâche était achevée.

X

Après avoir retracé à grands traits les passages les plus saillants de la carrière agitée de Molière comme auteur et comme comédien, il est temps, croyons nous, de nous occuper de son tempérament, de sa maladie et de sa mort.

Mme Poisson nous a laissé de lui un admirable portrait qui reproduit, aussi exactement que possible, l'idée que nous pourrions nous faire du comique d'après ses écrits. Elle nous le représente comme étant d'une taille et d'une carrure moyenne, bien fait, d'un maintien imposant et d'une certaine gravité dans la démarche et les manières. Son teint était brun, ses traits assez gros, il avait les sourcils très-fournis, et c'est dans leur jeu que résidait le puissant élément comique de son action faciale. Telle est précisément la physionomie que M. Duret a si heureusement saisie et reproduite dans la statue qui orne la fontaine de la rue de Richelieu, si familière aux Parisiens.

Molière en bonne santé était un homme fort sociable et très-gai. Son revenu annuel de 30,000 livres suffisait à peine à ses besoins. Dans sa retraite à Auteuil,en compagnie de ses camarades Chapelle, Léonardi, et les deux Desbarreaux, le poète partageait peut-être trop joyeusement ses loisirs entre la philosophie et le plaisir. Plus tard, il ne s'astreignit au régime modéré de Laforêt, son confident domestique, que lorsqu'il lui fallut faire de nécessité vertu. Le maréchal de Vivienne, un hôte constant et un « kindred spirit », vivait avec lui comme Lelius avec Térence. Parmi les illustres contemporains qui le fréquentaient assidûment et l'aimèrent pour lui-même, nous devons compter en première ligne le grand Condé. Mais c'était principalement en compagnie de ses amis les docteurs Léonardi et Mauvelain dont il a été question précédemment, que le génie du grand comique prenait le plus volontiers son essor. Comme il arrive ordinairement aux grands esprits, les manières du comique dans ses relations avec la société étaient froides et sévères, et lorsqu'il se trouve dans le monde nous ne remarquons chez le poète que fort peu de la gaîté qui surabonde dans ses comédies. Il trouvait un plaisir secret à se moquer du rire des autres, mais riait assez rarement lui-même et laissait échapper volontiers ces saillies amères et sarcastiques qui fourmillent dans les anecdotes sur son compte qui nous sont parvenues.

En vieillissant, Molière devint irritable et des accès de mélancolie assombrirent son existence; des peines domestiques aggravèrent son état mental, dont le malaise permanent doit être attribué aux conditions morales et physiques de l'homme lui-même. Sa constitution, naturellement faible et délicate, éprouva prématurément l'effet des années et des efforts inévitables dans une profession telle que celle de dramaturge et artiste. Le mauvais état de ses poumons et l'aggravation générale de la maladie de poitrine dont il souffrait depuis plusieurs années le forcèrent quelquefois de demander une consultation à Mauvelain. Pour un homme qui a dit que « le médecin est un personnage payé pour bavarder au chevet du malade jusqu'à ce que la nature tue ou guérisse ce dernier, » de pareils accès doivent avoir été très-difficiles à supporter, de plus les intérêts et la popularité de sa troupe elle-même se trouvaient en jeu, grand sujet d'anxiété pour une nature aussi sensitive et aussi nerveuse. Une grande force d'imagination et de grands talents artistiques paraissent presque incompatibles chez la plupart des hommes; et là où de semblables qualités se rencontrent, on peut s'attendre généralement à trouver la balance intellectuelle inégale et le caractère moral mal assorti pour le rôle à jouer dans la vie ordinaire. Molière est un exemple frappant de ce fait. Susceptible et impulsif de tempérament, ses affections semblent avoir été constamment mal dirigées. Il fut malheureux dans ses attachements de cœur et fut toute sa vie étranger au bonheur et au confort domestique. Ses longues relations avec Mlle Béjart, la première actrice de sa troupe, furent suivies par une nouvelle passion plus légitime mais moins heureuse. A l'âge de 42 ans il devint amoureux d'une artiste de sa compagnie assez jeune pour être sa fille, la nièce de son ancienne maîtresse. Il commit la fatale imprudence de l'épouser. Cette jolie fille, dont il nous a laissé un si admirable portrait dans son *Bourgeois gentilhomme*, avait à peine 18 ans lorsqu'elle devint sa femme. Sa frivolité et son amour de l'admiration la rendaient la compagne la moins propre à partager l'existence d'un homme dont le génie ne pouvait à ses yeux compenser les désavantages de l'infirmité de l'âge. Ce fut lors de l'apparition de la *Princesse d'Elide*, pièce où elle jouait le premier rôle d'une manière si charmante, que pour la première fois elle se laissa aller à accepter les hommages de ses adorateurs, et que des bruits scandaleux commencèrent à la compromettre. Molière, dont l'amour pour elle était passionné et tendre, s'aperçut trop clairement de la frivolité de sa capricieuse et légère moitié « *l'enfant gâté de la scène,* » et à partir de ce moment il dut se résigner à subir avec une mélancolie amère tous les tourments d'un mari jaloux. L'homme qui avait exposé avec un art si profond les faiblesses du cœur humain eût pu être supposé invulnérable aux atteintes d'une passion telle que la jalousie; tout au contraire, il se montra aussi incapable de dissimuler son état mental qu'impuissant à se protéger lui-même contre le ridicule qu'il avait déversé si souvent et si largement sur autrui.

Malgré la fréquence des différends qui avaient lieu presque journellement entre Molière et sa femme, il est démontré qu'il eut toujours beaucoup d'affection pour elle. Trois enfants furent le fruit de ce malheureux mariage; le premier, qui mourut en enfance, était un fils et eut pour parrain le roi lui-même et pour marraine Henriette d'Angleterre, marque évidente de l'intérêt que le Grand Monarque éprouvait pour le poète comique. A cette période de sa vie il se trouvait dans une position pécuniaire excellente, sa réputation était nationale et son nom était dans toutes les bouches ; mais le mauvais état de sa santé et les orages qui assombrissaient sa vie domestique détruisaient lentement et sûrement tout sentiment d'espérance et même de plaisir. De son vivant, un pamphlet contre lui, d'une violence inouïe, fut mis en circulation. Il était question dans cet écrit des Amours de Mme Molière, et ses relations avec certains hauts personnages du beau monde, bien connus pour leurs galanteries, étaient minutieusement et longuement décrites. Cette publication attrista profondément Molière, dont l'humeur déjà mélancolique devint amère. Cependant sa passion ardente pour sa femme et l'illusion de vaincre un jour son indifférence l'empêchèrent de provoquer une séparation qui, un peu plus tard, devint inévitable. Cependant, malgré ses chagrins et ses perplexités, Molière continuait encore à amuser le public et à remplir ses devoirs à la cour, et il y a même lieu de croire que ses malheurs particuliers fortifiaient l'inspiration de son génie. Quelques-unes de ses plus belles compositions furent écrites à cette cruelle époque de sa vie, et en dépouillant ses pièces de leurs ornements comiques, on peut dire qu'elles sont un reflet du rôle qu'il jouait au naturel.

Dans ses dernières comédies, le souffle mélancolique se fait trop souvent sentir pour que nous puissions douter de l'influence puissante de son état physique et moral sur son talent. Il est curieux de noter combien Molière sait faire tourner à l'avantage de son art ses infirmités corporelles et mentales. La toux persistante à laquelle il était sujet depuis nombre d'années, devint un trait marquant de son jeu et donna une force et un cachet particulier à certains de ses rôles.

La toux de Molière, du reste, comme le boitement de sa camarade Béjart, fut pendant longtemps une tradition de la scène parisienne. Malheureusement, l'infirmité dont il vient d'être question ne fit que croître avec les années et devint tellement fréquente et sérieuse, qu'elle le mettait hors d'état de remplir les devoirs de sa profession. En réalité, Molière souffrit depuis sa naissance jusqu'à sa mort, et la maladie mina constamment sa vie. En 1667, il fut obligé de quitter la scène pendant plusieurs mois; c'est cette triste et misérable partie de son existence à laquelle fait allusion son plus grand ennemi Le Boullanger de Chalussay, qui attribue à une irritation incessante ce qui n'était que les signes d'un malaise mortel et décrit, avec une satisfaction cruelle, l'état désastreux de sa santé presque ruinée. Ce fut alors, dit-il, que Molière s'adressa aux docteurs, qui le saignèrent et le purgèrent copieusement, et lui appliquèrent de tout point la méthode curative orthodoxe de l'époque. Pour nous, il n'est pas étonnant de le voir se confier aux soins des médecins, et peut-être bien se laisser aller à l'espoir d'une guérison future, tout comme le premier malade venu. Quoique nous ne voulions ni ne devions prendre la défense d'un adversaire de Molière tel que Boullanger de Chalussay, il est toutefois intéressant d'apprendre l'opinion que le principal ennemi de Molière avait sur lui. Il n'était pas difficile au talent d'un rival, d'ailleurs assez habile, de dépeindre le mauvais état de santé d'Elomire ou de Molière comme une hypocondrie dont le poète au reste fournissait toute l'apparence symptomatique. Car quoi de plus ressemblant à un hypocondriaque qu'un homme toujours enfermé en lui-même, se plaignant forcément, et souvent obligé de se soumettre, chez lui, à tous les caprices des médecins dont il se moque si plaisamment en public. Mais ces derniers efforts de Molière, pour avoir foi en la médecine, furent stériles. Le peu de croyance qu'il avait jamais eu autrefois en la puissance curative de la Faculté, s'évanouit tout à fait et pour toujours; il considère dorénavant l'art de guérir comme inutile, illusoire et haïssable. Il jette ses remèdes aux chiens et n'y veut pas toucher. Pendant quelque temps Molière vécut séparé de sa femme, mais environ dix mois avant sa mort il fit sa paix avec elle. Il est possible que sous quelques rapports la réconciliation ait été d'un bon effet moral sur le poète, mais il est certain que le changement que cet événement apporta dans sa manière de vivre fut défavorable à sa santé. Afin d'avoir tout en commun entre lui et sa femme, Molière abandonna jusqu'à son régime habituel et, au lieu de laitage, fit usage de nourriture animale et but du vin, diète qu'il ne pouvait plus supporter. La mort d'un fils, privation dont il souffrit cruellement, arriva sur ces entrefaites et contribua beaucoup à aggraver la somme de ses maux et à hâter le progrès de sa maladie. On connaît l'observation malveillante de l'abbé Grégoire, à savoir : « Que le plaisir n'est pas aussi sain que le bonheur, et que la réconciliation d'un mari vieux et jaloux avec une femme jeune et coquette était inconciliable avec les soins minutieux que réclame une santé délabrée. » Etrange spectacle que celui d'un homme de génie amoureux à cinquante ans, poussé presque aux portes du tombeau par l'ardeur de sa passion; malade et raillant la médecine, prenant des drogues afin de pouvoir jouer sur la scène des rôles qu'il peut à peine débiter; et après s'être moqué toute sa vie de la société humaine, se sacrifiant lui-même à sa propre ironie.

L'irritation de la poitrine cependant atteignait le degré aigu et affectait sa déclamation et sa voix, circonstance alarmante dans son cas. Ce fut pendant cette malheureuse crise que Boileau le pressa de renoncer au théâtre, et reçut de lui cette réponse mémorable : — « Chez moi, c'est un point d'honneur de ne point quitter la scène. Que deviendraient ces pauvres gens qui dépendent de moi pour leur pain quotidien? » C'était dans l'intérêt de sa troupe qu'il s'obstinait à remplir jusqu'au bout une profession que sa santé et la conservation de sa vie même exigeaient qu'il abandonnât. La nature de la maladie, qui, pendant des années, dévora sa poitrine, nous est aujourd'hui parfaitement connue.

Plusieurs critiques, et des plus éclairés, ont attribué la fin prématurée de Molière à l'anévrisme ou maladie de cœur. Pour nous, le poète succomba simplement à la marche lente, mais sûre, de la phthisie pulmonaire.— Les affections extraordinaires ne sont pas réservées aux hommes rares. En ceci, la nature est impartiale. Et à parler nettement, Molière n'était qu'un poitrinaire ordinaire, une victime de cette maladie que la statistique de la mortalité a vulgarisée partout. Et, il est facile de retrouver dans ses allusions au mauvais état de sa santé et à ses souffrances physiques des traces démonstratives d'un malaise chronique des poumons continuellement marqué par des indispositions particulières aux tempéraments fortement trempés et affectés morbidement. Les procédés destructifs qui agissent sourdement sont facilement méconnus. Pour ses adorateurs, c'est le génie en lutte contre l'affliction, tandis qu'en réalité il n'est qu'un pauvre mortel souffrant d'une maladie ordinaire. D'un bout à l'autre de la triste histoire de sa maladie, la toux caractéristique, l'émaciation, la débilité constitutionnelle, et des hémorrhagies pulmoniques occasionnelles, nous offrent la représentation exacte des ravages organiques indéfiniment prolongés qui a reçu le nom de phthisie chronique.

Il arrive rarement néanmoins de rencontrer des cas de résistance constitutionnelle aussi longs que ceux dont nous avons un exemple chez Molière. La lutte inégale entre la vie et la mort se termine généralement bien plus tôt; mais qu'elle dure plus ou moins, l'issue n'en est jamais douteuse, et le patient succombe inévitablement. De même avec Molière; le jour fatal arriva enfin, et contrairement à l'avis de son ami, il persista à jouer le rôle qui devait être son dernier. Le soir du 17 février 1673, comme il représentait Argan, le malade imaginaire, vers la fin de la pièce, et au moment de prononcer l'immortel *juro*, il fut pris de convulsions; il essaya de déguiser la souffrance qu'il éprouvait sous son rire habituel, mais l'attaque du mal était trop grave pour échapper à la vue de ceux qui l'entouraient. Après la fin de la représentation, il se retira; c'était son adieu à la scène. Accompagné de son camarade favori Baron, il fut conduit à son logement de la rue Richelieu, tout près de la statue et de la fontaine qui ont été élevées à sa mémoire, et là il rendit le dernier soupir.

Sa mort fut bien la fin qu'on aurait attendue d'un homme tel que lui; il mourut comme il avait vécu, en comique moraliste. Baron lui fit apporter du bouillon qu'il refusa, remarquant que : « La soupe de ma femme est pour moi une vraie eau-forte, vous savez quels drôles d'ingrédients elle emploie pour la faire. » Il préféra du pain et du fromage que Laforêt lui apporta. Il y a lieu de remarquer ici que Molière, semblable en ceci au commun des hommes, ne refusait nullement d'être soigné et acceptait volontiers des remèdes de bonnes femmes beaucoup plus enfantins que ceux de la Faculté même. Sa femme lui avait promis un oreiller rempli de drogues assoupissantes ; il le fit demander en déclarant que les remèdes internes seuls lui étaient répugnants. « Vos médecins m'effraient, pourquoi perdrais-je le peu de vie qui me reste ? » Ayant été saisi d'un violent accès de toux, il demanda de la lumière afin d'examiner ses expectorations, après quoi il fit observer à ses amis qu'un changement se produisait en lui, et s'étant aperçu que l'altération de sa physionomie et la vue de son sang avaient alarmé Baron, il fit remarquer à ce dernier avec sang-froid qu'il n'y avait rien de nouveau en ce qui lui arrivait pour le moment, puisqu'il avait eu en d'autres occasions des hémorrhagies tout aussi fortes. Mais ses crachements de sang continuèrent, et une heure s'était à peine écoulée depuis son départ du théâtre qu'il expira tranquillement. Vers la fin de sa vie, l'amaigrissement général de sa personne trahissait à tous les yeux la fièvre secrète qui l'avait consumé depuis sa naissance, et quoique âgé seulement de 51 ans, il paraissait bien plus vieux.

La mort de Molière est le sujet d'un charmant tableau de Vaffard qui représente le poète recevant les dernières consolations de deux nonnes, les seules personnes qui assistaient à son dernier soupir. La composition est aussi exacte dans les détails qu'elle est touchante comme effet. Quand le moment final arriva, les deux religieuses demeuraient avec sa famille, et leur présence et leur pieux secours ne durent pas être inutiles à Molière lorsque l'heure fatale sonna.

XI

Tel est Molière envisagé dans ses rapports avec cette science dont il a immortalisé les faussetés.

Quelles réflexions variées cette carrière glorieuse et infortunée ne nous suggère-t-elle pas !

En retraçant avec soin l'origine et les développements de son antipathie pour la médecine, ce fait nous paraît tout d'abord remarquable, à savoir qu'il fait ses débuts de dramaturge avec le *Médecin volant* et que sa dernière production est intitulée le *Malade imaginaire*, de sorte que ce sont les médecins qui inspirent tout d'abord ses premiers essais satiriques et encore eux qui lui fournissent ce que l'on pourrait appeler le mot de la fin en plus d'un sens. Il y a, dans cette singulière et mystérieuse prédilection, assurément autre chose qu'un simple dessein de satisfaire un goût particulier du public ou le vulgaire besoin de gagner de l'argent — non pas qu'il fût incapable ou moins disposé qu'un autre à tirer parti de son travail et de son talent dans l'intérêt de sa profession, ce qui était une nécessité— nous croyons que ces considérations à part, il est visible par la sévérité qu'il mêle si souvent à la raillerie qu'il doit avoir existé en lui un sentiment profondément enraciné, une conviction fortement trempée agissant continuellement sur lui et influant puissamment sur son génie lorsque la médecine est le sujet de ses pensées.

Laissons de côté momentanément les membres de la Faculté et leurs pratiques insensées que Molière flagelle inexorablement du fouet du ridicule et demandons-nous s'il était réellement l'ennemi de la Médecine? Ceci est une question intéressante à résoudre. Rejeter entièrement la fameuse devise de la comédie *Castigat ridendo mores* serait de l'injustice; à notre avis, toutefois, il est douteux que Molière ait jamais observé le célèbre précepte autrement que dans le sens le plus étroit. Ce qui s'applique à peine aux mœurs s'applique bien moins à la doctrine. L'enseignement n'est pas la mission du drame et les plus grands artistes n'ont jamais songé à ériger les fictions du théâtre en un système collectif d'instruction, en d'autres termes, à remplacer la chaire de vérité par la scène. Une comédie peut être excellente tout en renfermant une leçon salutaire et, d'autre part, quoique pleine d'admirables préceptes, elle peut être absolument dénuée des qualités qu'exige le théâtre. Les drames de Voltaire et d'Addison nous fournissent des exemples concluants pour la thèse que nous soutenons. Les œuvres de Molière étaient d'un tout autre type, et nous les admirons pour la spécialité qui leur est propre; elles nous dévoilent le mécanisme secret de notre commune nature telle que l'auteur l'a vue, et cela sans réserve aucune. C'est d'après ces détails que nous généralisons, et c'est grâce à eux que nous arrivons à saisir invariablement la vérité, car, quoiqu'il puisse arriver que Molière ne soit pas considéré comme un penseur original ou un grand philosophe, il n'en est pas moins vrai que, même dans ses conceptions les plus grotesques, des éclairs de profondeur nous frappent à l'improviste et nous révèlent soudain une largeur d'aperçus et une puissance d'observation de premier ordre; or, ce don n'est jamais plus éclatant chez lui que lorsque l'art médical occupe son attention. Et lorsqu'il cède à l'impulsion de son inspiration, quelle adresse, quelle sûreté de main pour mettre à nu les faiblesses et les illusions les plus intimes de l'homme!

On a déjà remarqué qu'il y a un procédé de développement plus ou moins reconnaissable dans les opinions de Molière sur la médecine. Dans ses premières pièces, lorsque les médecins contemporains nous sont présentés comme dans le ***Médecin volant***, ***l'Amour Médecin*** et même ***M. de Pourceaugnac***, ce sont plutôt leurs pratiques extérieures qu'il attaque, leurs manières, leur langage et leur costume, et à tout prendre, son rire est naïf et inoffensif. Comme profession, il nous présente ses types favoris, le pédant et le charlatan, spécimens de l'humanité que nous voyons quelquefois alliés de si près. Des deux, Molière préfère le pédant, l'homme si savant, si crédule, si sincère avec tous. Celui-ci est ferré sur les humanités, connaît à fond Aristote et Galien. C'est assez pour lui. « C'est un homme » qui croit à ses règles plus qu'à toutes les démonstrations des » mathématiques, et qui croirait du crime à les vouloir examiner; » qui ne voit rien d'obscur dans la médecine, rien de douteux, » rien de difficile ; et qui, avec une impétuosité de prévention, » une roideur de confiance, un outrage au sens commun et de » raison, donne au travers des purgations et des saignées, et ne » balance aucune chose. Il ne lui faut point vouloir mal de tout » ce qu'il pourra vous faire; c'est de la meilleure foi du monde » qu'il vous expédiera; et il ne fera, en vous tuant, que ce qu'il » a fait à sa femme et à ses enfants, et ce qu'en un besoin il » ferait à lui-même. »

Ce personnage si habilement décrit pourrait passer pour une simple création de la muse comique de Molière. Mais il ne faut pas s'y tromper, le portrait est entièrement fait d'après nature, c'est le médecin de la ville profondément imbu des doctrines les plus orthodoxes de la Faculté, et qui porte sa vénération pour les anciens au point « de refuser positivement » de comprendre ou même écouter les raisons et les expériences » des prétendues découvertes de notre siècle, touchant la circulation du sang, et autres opinions de même farine. »

Et pourtant, dans tout ce tableau, il n'y a pas une plaisanterie ou une pensée qui ne soit en parfaite harmonie avec l'enseignement et l'esprit doctrinal de l'École, le style et la logique des dissertations si chères à la Faculté. Et la véracité scrupuleuse de Molière devient d'autant plus incontestable qu'il avance dans l'exposé descriptif des trésors scientifiques de la médecine du temps. Ici, Molière, complaisant jusqu'au bout, fait parader devant nous, dans une veine de grotesquerie inimitable, le système actuel de pathologie. Quoique l'on puisse dire que Molière en ceci ne visait pas moins à l'effet scénique qu'à la parodie, les galénismes mythiques à la mode n'en perçaient pas moins à travers le burlesque de la pièce. Tout naturellement, le foie et la rate occupent la plus grande place dans le dialogue, car ils sont le siége des esprits animaux; la bile et l'atrabile, cette humeur si importante qui a échappé à toutes les recherches modernes, Galien doit l'avoir vue; mais ceci était de peu d'importance; et on peut avancer qu'il y a une intempérie dans le *parenchyme splénique*, c'est-à-dire la rate, laquelle a besoin de correctif; et comme on peut objecter que probablement c'est le foie qui en est la cause, c'est précisément à ceux qui prétendent : « Et oui : qui dit *parenchyme*, dit l'un et l'autre, à cause de l'étroite sympathie qu'ils ont ensemble par le moyen du *vas breve*, du *pylore*, et souvent des *méats cholidoques*, ou encore... est cau-sé-e par des hu-meurs pu-tri-des, te-na-ces et con-glu-ti-neu-ses, qui sont con-te-nues dans le bas-ven-tre. »

Comme spécimen de raisonnement pédantesque, la diagnostique du premier médecin dans *M. de Pourceaugnac* est bien trop précieuse pour être passée sous silence. « On doit se rap- » peler que le patient est supposé souffrir de cette espèce de mé- » lancolie que les médecins nomment hypocondriaque, afin de » la distinguer des autres, car le célèbre Galien établit docte- » ment, à son ordinaire, trois espèces de cette maladie que nous » nommons mélancolie, ainsi appelée non-seulement par les » Latins, mais encore par les Grecs ; ce qui est bien à remar- » quer pour notre affaire : la première, qui vient du propre » vice du cerveau ; la seconde, qui vient de tout le sang fait et » rendu atrabilaire; la troisième, appelée hypocondriaque, » qui est la nôtre, laquelle procède du vice de quelque partie » du bas-ventre, et de la région inférieure, mais particulière- » ment de la rate, dont la chaleur et l'inflammation portent » au cerveau de notre malade beaucoup de fuligines épaisses » et crasses dont la vapeur noire et maligne cause dépravation » aux fonctions de la Faculté princesse, et fait la maladie » dont, par notre raisonnement, il est manifestement atteint et » convaincu. »

Rien ne peut dépasser ce passage; ces notions fantastiques

peuvent nous étonner aujourd'hui, mais les folies de l'antiquité ne contiennent nulle part un exposé si clair des causes morbides supposées en état d'activité dans la maladie en question. — Selon cette doctrine, la chose est plus qu'évidente « et comme » la véritable source de tout le mal est, ou une humeur crasse » et féculente, ou une vapeur noire et grossière qui obscurcit, » infecte et salit les esprits animaux... » Comme démonstration, quoi de plus simple et de plus beau. Malheureusement, elle pèche d'un côté, celui de la fausseté absolue parce qu'elle n'est que fiction. Molière le sait et fait du public son confident d'une manière triomphante, et cela sans réserve. Sa critique embrasse tout ensemble la théorie et la pratique, — et dans la masse d'absurdités scientifiques et logiques qu'il dévoile, les passages précités prouvent suffisamment combien le sujet était engageant.

Si les commentaires de Molière nous paraissent quelquefois exagérés en les comparant au fait original qu'il veut illustrer, toute idée de contraste disparaît et la ressemblance familiale, qu'il a si exactement reproduite, se reconnaît au premier coup d'œil; et ce n'est qu'à la drôlerie de l'intrigue et à l'intermède un peu carnavalesque, peut-être, que la contrefaçon se trahit. Un courant constant de science, d'esprit et d'ironie, vivifie cette satire, la plus forte qui ait jamais été écrite contre la méthode scholastique médicale; et nous pouvons ajouter avec justice que le sens commun qui perce à travers la draperie des différents personnages de la pièce forme un des traits les plus remarquables de son génie.

Mais enfin paraît le *Malade imaginaire*; quel progrès Molière n'a-t-il pas fait? la plaisanterie continue encore, mais épicée cette fois de mépris et d'incrédulité. Jusqu'ici tout ce qu'il a dit à propos de l'inutilité de la médecine dans son sens propre n'a pas grand poids. Le passage de la préface de *Tartufe* où il trouve l'art médical excellent, quoique souvent employé à faux, a trop le ton d'une concession verbale pour être considéré comme une marque significative d'une opinion fixée. Nous voyons qu'un peu plus tôt une de ses expressions nous donne tout une autre appréciation dans le *Festin de Pierre*, où il affirme que « le but du traitement médical est d'amuser l'esprit » jusqu'à ce que la nature guérisse la maladie ou que le remède » tue le patient. » Toutefois c'est le héros de la pièce qui parle, don Juan, non moins sceptique en médecine qu'en tout autre chose, personnage dont Molière ne peut être supposé partager toujours les opinions. Mais le moment est arrivé où le scepticisme paraît céder la place à une conviction arrêtée. Il ne veut plus ni de médecins, ni de médecines ; et il nous présente un personnage qui représente trop palpablement le type du raisonnement correct et du bon sens pratique, pour que le doute le plus léger sur ses intentions puisse nous rester. Cette sincérité nous permet de supposer que les idées qu'il professe sont autres que celles de Molière lui-même ; tel est Béralde, le frère du malade. Émû des misères, que Argan fait subir à sa famille, par suite de sa soumission aveugle aux cajoleries de sa femme et du traitement *secundum artem* des docteurs et des apothicaires, Béralde prend les rênes en main lui-même, démontre l'absurdité de la médecine, effraie les docteurs, et pendant un instant réussit à arracher le malade à l'étreinte de ses idées fixes. Ce n'est pas sans beaucoup de raisonnements habiles, que la position est gagnée. Pendant la discussion, l'obstiné Argan oblige pour ainsi dire son adversaire à avouer, de sang-froid, ce qu'on pourrait appeler les vues de Molière au sujet de l'état médical. Battu dans ses arguments, le malade lui demande avec humeur : —Vous ne croyez pas alors à la médecine? L'attaque est trop directe pour être évitée, et Béralde lui donne son opinion dans les termes suivants : « Bien loin de la » tenir véritable, je la trouve, entre nous, une des plus » grandes folies qui soient parmi les hommes et, à regarder » les choses en philosophe, je ne vois point de plus plaisante » momerie, je ne vois rien de plus ridicule, qu'un homme qui » se veut mêler d'en guérir un autre. Par la raison, mon frère, » que les ressorts de notre machine sont des mystères jus- » qu'ici, où les hommes ne voient goutte, et que la nature nous » a mis au-devant des yeux des voiles trop épais pour y con- » naître quelque chose. Et quant à ce qu'il y a à faire quand » on est malade? Rien. Il ne faut que demeurer en repos. La

» nature d'elle-même, quand nous la laissons faire, se tire » doucement du désordre où elle est tombée C'est notre inquié- » tude, c'est notre impatience qui gâte tout; et presque tous » les hommes meurent de leurs remèdes et non pas de leurs » maladies.....

» De tout temps, il s'est glissé parmi les hommes de belles » imaginations, que nous venons à croire, parce qu'elles nous » flattent, et qu'il serait à souhaiter qu'elles fussent véritables. » Lorsqu'un médecin vous parle d'aider, de secourir, de soulager » la nature, de lui ôter ce qui lui nuit et lui donner ce qui lui » manque, de la rétablir, et de la remettre dans une pleine faci- » lité de ses fonctions; lorsqu'il vous parle de rectifier le sang, » de tempérer les entrailles et le cerveau, de dégonfler la rate, de » raccommoder la poitrine, de réparer le foie, de fortifier le cœur, » de rétablir et de conserver la chaleur naturelle, et d'avoir des » secrets pour étendre la vie à de longues années, il vous dit jus- » tement le roman de la médecine. Mais, quand vous en venez à » la vérité et à l'expérience, vous ne trouvez rien de tout cela; et » il en est comme de ces beaux songes, qui ne vous laissent au » réveil que le déplaisir de les avoir crus. »

Mais voici l'exemple d'un homme qui, même étant sérieusement malade, n'accepterait jamais les prescriptions de la Faculté et ne s'y conformerait jamais..... Celui-là, c'est Molière, qui, au contraire d'Argan, n'a jamais cru aveuglément aux prescriptions de la médecine, et cependant n'arrive à une incrédulité absolue, qu'après avoir tâté de tous les remèdes du *Codex*. Fatigué des efforts inutiles qu'il a faits, il abandonne tout espoir et toute médecine. C'est alors qu'il déclare par la voix de Béralde : « Il sera encore plus sage que vos médecins; car » il ne leur demandera point de secours. Et à juger d'après la » nature héroïque de leur traitement, nous pouvons l'exercer » facilement, s'il est vrai, comme il l'affirme, que cela n'est » permis qu'aux gens vigoureux et robustes, et qui ont des » forces de reste pour porter les remèdes avec la maladie; » mais que, pour lui, il n'a justement de la force que pour » porter son mal. »

En étudiant avec soin les dernières années de sa vie, sa santé ne nous paraît plus comparable qu'à une épave battue des vents et des flots. Lorsqu'il écrivit le *Malade imaginaire*, son état était au pis ; et M. Reynaud a probablement raison quand il suppose qu'à cette époque Molière éprouvait les sentiments d'un homme qui a eu recours à l'art et n'y ayant trouvé aucun soulagement, perd ses illusions les plus chères, essaye de s'élever au-dessus de sa faiblesse; mais, cédant au découragement, défie la science médicale finalement, et, avec un dernier effort, offre lui-même, comme sujet d'amusement, le triste secret qui pèse sur son cœur. Il se pourrait aussi qu'en voyant son portrait dans Élomire, il ait reconnu, avec cette loyauté de conscience caractéristique chez les hommes de génie, que le coup porté par son antagoniste frappait juste, et qu'il ait voulu se moquer de ses propres misères dans la création de l'infortuné Argan. Et cette interprétation peut à peine nous surprendre si nous réfléchissons que ce portrait n'est pas rare dans ses meilleures pièces. Ne nous montre-t-il pas sur la scène le *Misanthrope* qui nous expose si éloquemment les peines de son âme? Réduit en esclavage par les charmes d'une femme volage tout à fait indigne de lui et, honteux de la passion qu'il ressent, il voudrait se taire, mais tout nous déroule l'histoire de ses faiblesses et nous donne le spectacle de sa jalousie dans ces scènes qui nous charment par la combinaison si habile et si naturelle de gaieté et de douleur.

C'est ce même sentiment à la fois individuel et général qui perce dans tout le *Malade imaginaire*. On croirait cette pièce l'ouvrage d'un homme qui chérit la vie et craint de la perdre, en qui prédomine un sentiment plus fort que la crédulité, l'instinct naturel de la conservation porté à l'excès et devenant bientôt une manie et se montrant la plus tyrannique et la plus égoïste des passions. Sans la crainte de la mort, Argan serait un bourgeois ordinaire; mais cette crainte existe et peu à peu le rend le plus abject des hommes. A cette fantaisie aveugle il sacrifie tout, jusqu'au bonheur de ses enfants: plus tard, dans sa couardise insensée, il s'humilie platement devant les prescriptions de M. Purgon et les clystères de M. Fleurant, l'apothicaire. Néanmoins, il excite la sympathie la plus profonde et la plus universelle, parce qu'en vérité il souffre cruellement. Sa torture imaginaire n'en est pas moins une torture, telle est l'hypocondrie, la maladie la plus implacable et la plus intraitable, qui prend entièrement possession de l'esprit et qui possède le pouvoir de créer des calamités sans fin. Avec toute sa vivacité comique, combien réelle est cette pièce, et quelles pensées ne nous suggère pas sa représentation, lorsque nous songeons que son auteur, principal acteur et aussi victime, risque sa vie pour son succès, en mettant à nu la plus incurable des infirmités humaines : l'attachement désordonné à l'existence.

C'est précisément parce que *le Malade imaginaire* est une œuvre passionnée, pleine des malheurs et des pressentiments de Molière lui-même, qu'il est plus difficile qu'il ne paraît tout d'abord d'y trouver une solution franche et nette de ses sentiments propres.

XII

Une question digne d'attention, et qui ne pouvait guère être omise dans une étude telle que celle-ci, se présente d'elle-même à l'esprit du lecteur; je veux parler de la certitude de la médecine en général comme science, de ses prétentions et du degré de confiance que les hommes lui accordent.

Il serait presque oiseux de demander tout d'abord si la médecine est conjecturale comme art, parce qu'il faudrait rechercher si tout art ne l'est pas jusqu'à un certain point. Assurément, sa position comme science n'est pas élevée ; l'histoire et l'expérience journalière nous démontrent clairement que la médecine ne peut pas être rangée plus haut qu'elle ne l'est. Depuis 200 ans elle a fait d'immenses progrès en tout, excepté en ce qui concerne directement l'art même de la médecine. Dans la pratique, ses dangers et ses vices ont diminué, ses faussetés et ses erreurs ont varié, mais l'élément hypothétique y prédomine encore. La médecine fabuleuse du passé, avec toute sa force de cohésion, ne pouvait échapper au sort qui lui était préparé par la révolte partielle des Paracelse, Van Helmont, Harvey, et plus particulièrement encore, l'émancipation intellectuelle du dix-huitième siècle. Toutefois, les influences du système traditionnel se faisaient encore sentir lorsque Bichat, d'un seul coup, transforma l'anatomie générale et la physiologie, en démontrant dans les éléments anatomiques l'existence de propriétés spécifiques des forces essentiellement vitales. A partir de ce moment les « qualités élémentaires » et autres fantaisies de l'antiquité de même acabit, s'évanouirent pour toujours, ne laissant derrière elles que des détails sans valeur. Broussais suivit les mêmes traces, et à lui appartient la gloire incontestable d'avoir amené la pathologie dans le domaine de la physiologie, ruinant ainsi à jamais la notion de l'essentialité de la maladie, l'hypothèse d'entités morbides, et renversant la barrière imaginaire qui sépare la santé de la maladie, conditions dont les phénomènes sont continuels et inséparables. La nature de la maladie devient si évidente qu'il est surprenant que le traitement en reste un mystère. Les sciences positives dans lesquelles l'art médical eut toujours un fondement assuré, sinon mal compris, ne fournissaient aucune lumière et n'influaient que fort peu sur les principes du traitement.

A part l'hygiène, le régime, la diététique et les antidotes contre le poison, depuis le temps de Molière comme il y a vingt siècles, la pratique est toujours restée incertaine. Pendant cet immense intervalle, les systèmes passant d'un extrême à l'autre ont vacillé toujours entre un dogmatisme violent et une expectance incertaine ; ont tourné toujours dans un cercle de *ismes*, *ologies* et *pathies* aussi pernicieux qu'illusoire. Notre poète fut témoin de la phase la plus redoutable peut-être que l'art ait traversée. Jamais la médecine n'offrit aux hommes un spectacle plus déplorable : c'était le règne d'un empirisme ignoble et rempli de préjugés, de la foi aveugle en l'autorité, et l'absence complète de mesures rationnelles ; un déluge de formules pour déterger et saigner. La chirurgie seule, parce qu'elle n'est pas reconnue, échappe à notre censure.

Nous trouverons le verdict du comédien peut-être un peu prématuré, mais nous ne serons pas surpris que son scepticisme même trouve bientôt un écho dans toutes les écoles. S'il avait vécu un peu plus tard, il eût rencontré des esprits de premier ordre qui pensaient absolument de même que lui. Nulle part sur la scène il n'a dénoncé aussi explicitement la futilité de la médecine qu'un homme qui marqua parmi les plus grandes autorités médicales du siècle suivant ne l'a fait lui-même dans la chaire professorale. « Je conviens, disait ce professeur distin-
» gué, que la médecine a rendu à l'être souffrant le service de lui
» offrir des consolations en le berçant toujours d'un chimérique

» espoir; mais il faut avouer qu'une pareille utilité est loin de » la relever au milieu des autres sciences naturelles, puisqu'elle » semble la placer sur la ligne de l'astrologie, de la superstition » et de tous les genres du charlatanisme. Chaque fois que les » préceptes de la médecine ne produiront pas une immense » majorité de médecins, heureux dans la pratique, et toujours » d'accord entre eux sur les moyens à opposer à la maladie, » on ne pourra pas dire que la médecine est une véritable » science, et qu'elle est plus utile que nuisible à l'humanité. » Et voilà une des nombreuses et candides assertions d'une des célébrités qui ont vieilli dans l'enseignement et la pratique de l'art de guérir. Mais le doute, on va le voir, ne date pas d'hier. L'illustre enfant de Cos, lui-même, dans un accès de modestie et de découragement un peu malséant, peut-être, à un dieu, déclare que l'art est long, la vie courte et l'espérance trompeuse. L'opinion a toujours flotté avec la théorie et la pratique en vogue; tant que le critérium n'existe pas, de semblables maximes n'aboutissent à rien. Maintenant tout est changé; dans un siècle de lumières et de savoir, aucun obstacle ne devrait être présenté comme excuse; et il est à regretter qu'un examen qui n'a pour objet que la recherche de la vérité ait été retardé si longtemps. Il y a longtemps que la médecine n'eut à subir une critique aussi serrée que celle dont la philosophie a été l'objet, par Auguste Comte; à la suite d'une opération si radicale et si complète, mais en même temps si salutaire, elle eût perdu beaucoup de son autorité extravagante et de ses prétentions insoutenables; mais aussi sa sphère fût devenue plus légitime, pour ainsi dire, moins étendue, mais plus exacte et plus indiscutable. Jusqu'aujourd'hui, soit comme science, art ou profession, la médecine n'a que des détracteurs ou des apologistes, des croyants ou des incrédules; elle n'a été attaquée ou défendue que dans un esprit de controverse, et il n'a pas été prononcé de sentence définitive. Mais où est le critique capable de sonder ou plutôt passer au crible chaque *item* de son système thérapeutique passé et présent? Doit-on s'attendre à le trouver partisan de quelque école ou collége? Toutes et quantes fois qu'il le peut, il est tenu de penser pour lui-même. Ces questions de doute et d'affirmation ne devraient plus être laissées à la décision des Argan et des Béralde aussi bien que des Purgon et Fleurant, l'esprit du corps et les intérêts de ces derniers les mettent hors de cause.

Jusqu'à ce que les prétentions de la nature et de l'art à la guérison de la maladie reçoivent l'attention d'autorités compétentes, scientifiquement, il n'y a pas d'aûtre alternative que celle de nous contenter de vues modérées et provisoires. Au point où les choses en sont actuellement, entre la foi et l'incrédulité, la vérité se trouve probablement assez exactement partagée. Tout en admettant les objections au sujet des erreurs et des défauts de l'art médical, nous avons le droit de soutenir que personne n'est justifié, pas même Molière lui-même, à déclarer au nom de la raison, qu'il est impossible de guérir ou de soulager les maladies humaines. Les systèmes peuvent être nombreux, mais il en est toutefois où il se trouve assurément un grain de véritéet qui sont plus ou moins consolants. A quoi bon, après tout, priver l'humanité d'une source si puissante de consolation? A la condition que la méthode et ses prescriptions ne soient pas dangereuses, que peut-on offrir de mieux? Déclarer que la connaissance entière des forces actives de notre « système corporel est au delà de notre portée, » c'est énoncer un fait dont personne ne doute. Mais y a-t-il réellement lieu de conclure que les moyens pour le soulagement et la guérison des maladies sont hors de notre atteinte? L'expérience prouve le contraire. Quoique le pouvoir de guérir soit bien plus limité qu'il ne serait à désirer, on peut faire quelque chose et on fait quelque chose tous les jours pour l'adoucissement de nos souffrances.

Naturellement, les docteurs et leurs patients prétendent que le dramaturge est un homme à préjugés et qu'il a tort. Le scepticisme de Molière peut ne pas être indigne de son génie; mais même en admettant la faiblesse de la nature humaine et les incertitudes de l'art, peut-être vaut-il mieux se tromper avec Argan que d'avoir raison avec Béralde. « Ce n'est pas difficile d'affirmer, comme ce dernier, que lorsqu'un homme est » malade, tout ce qu'il y a à faire est de se fier à la nature; » mais lorsqu'il s'exprime ainsi, Béralde jouit d'une bonne santé;

s'il tombait malade, il est probable que comme tout le monde, Molière excepté, il serait d'accord avec son frère le malade : qu'après tout « les docteurs doivent en savoir plus long que les autres,» et de toute manière il voudrait aussi avoir son conseiller médical sous la main. Un conseiller aussi libéral peut-être que celui du comédien, et il rirait probablement avec lui des saillies les plus violentes contre ce qui est destiné à secourir et à consoler l'humanité; en tout cas, il serait soigné. S'il l'est contrairement aux formes, tant mieux pour lui. Il aura le bonheur d'échapper aux saignées et aux purges poussées à l'excès, remèdes pires que la maladie, les saignées surtout, car jamais le docteur Sangrado, de Le Sage, ou le plus ardent disciple de Broussais et de la médecine physiologique ne répandirent de tels torrents de sang que les dignes guérisseurs de l'époque. Leurs ennemis pouvaient leur reprocher leur haine du progrès, mais la Faculté se glorifiait dans ses saignées multipliées ; et malheur à tout membre d'icelle qui levait le drapeau de la révolte. Guy Patin écrit de Labrousse, un médecin comme lui-même : « Il mourut sans avoir été saigné; et aux remontrances » qu'on lui adressait, il répondit que c'était un remède de » pédants sanguinaires, et qu'il préférait mourir plutôt que de » le prendre. » [Que le diable le saigne dans l'autre monde, » l'imposteur, l'athéiste !] De telles invectives et de semblables » malédictions à un homme qui refuse de mourir selon les rè- » gles !!!! » Que peut-il y avoir de plus suprêmement comique? Molière n'a rien de si énorme et de si grotesque dans tout son théâtre.

D'ailleurs, ne pourrait-on soutenir que, même dans le *Malade imaginaire*, ce n'est pas tant l'art et ses professeurs que la méthode et les méthodistes que Molière attaque; et quant aux professeurs, tout en acceptant son appréciation sur eux, nous ne devons pas les juger au delà du temps où ils vivaient. Leurs erreurs et leurs absurdités ne sont pas sans excuse; et qui pourrait leur refuser le bénéfice des circonstances atténuantes? La plus grande offense que nous puissions leur reprocher, n'est peut-être que la confiance absolue qu'ils inspiraient. Plus leur science est ridicule et creuse, plus nous plaignons les infortunés qui se fient à ses initiés comme à des oracles, et hésitent à faire un pas sans les avoir consultés. Plus nous lisons les dernières et les plus merveilleuses productions du génie de Molière, plus nous nous sentons fortement impressionnés par cet élément si profondément triste qui règne dans cette comédie depuis la première jusqu'à la dernière. Ce mélange de gaieté et d'hypocondrie, l'homme malade, les monceaux de drogues, les docteurs qui vont et viennent autour du patient comme des vampires qui veillent sur leur proie, la femme qui déjà convoite les richesses de l'héritage qui doit lui échoir, aucun tableau ne peut présenter quelque chose de plus navrant et qui présage mieux la mort. On pourrait presque pleurer. Mais écoutons le pauvre Argan radotant à propos de ses infirmités avec les docteurs, prêtons l'oreille aux arguments de Béralde, exposant son incrédulité; et soudain toute cette impression s'évanouit, et nous sommes précisément émus par ces passages où le rire et la pitié luttent pour la supériorité.

XIII

En dépit de la rénovation des idées, des mœurs et des institutions qui a eu lieu pendant les deux derniers siècles, ce qui a changé le moins dans la médecine est la profession elle-même. Dans la pratique de sa haute mission, le médecin occupe une position particulière et distincte parmi tous les corps sociaux. Vis-à-vis de la société et de ses intérêts, il est neutre. Il se trouve en rapport avec presque toutes les classes de la société, riches aussi bien que pauvres; il voit tout, il entend tout et il se tait. Il est à la fois un ami, un témoin et un confident. Mais en dehors des relations habituelles entre le médecin et sa clientèle, il existait, pour le membre de la vieille école comme pour celui de la nouvelle, certains devoirs à remplir, souvent difficiles et délicats, des questions de consultations, de préséance et surtout des praticiens de dehors, c'est-à-dire de facultés rivales. Afin de lutter contre les prétentions de ceux-ci, la première chose à faire était de refuser toute alliance avec eux. Or, jamais on ne trouva médecin en défaut sur ce point.

Mais, devons-nous déduire de là que la comédie avait tort et que même entre amis il n'y eut jamais de contestations et même de querelles regrettables? En répondant par l'affirmation, on courrait risque, et à juste titre, de passer pour profondément ignorant des mystères du cœur humain. Sous ce rapport, Molière ne s'est pas trompé ; et le tableau qu'il nous lègue de leur vanité risible, de leur jalousie, de leurs rivalités, ne s'applique pas seulement à l'époque où il vivait, mais à tous les temps; il nous convient donc, en reconnaissant la réalité incontestable des infirmités du corps médical, de les étudier sérieusement et de les corriger si possible.

Si Molière dépeint nos erreurs et nos vices, si nuisibles aux malades et si préjudiciables à l'honneur d'une profession savante, il sait, par la nature même des choses, que ces défauts doivent toujours exister et avec une charitable ironie il a pourvu au remède du mal. En cas de querelle entre les docteurs comiques, le sage et prudent M. Filerin est là pour les réconcilier et les convaincre au nom de leurs intérêts communs. Le célèbre docteur, dans l'*Amour médecin*, paraît sur la scène peu après l'amusante consultation sur la maladie de la fille de Sganarelle, où le pauvre père est en proie au désespoir par suite de la différence d'opinion des docteurs, quant à l'opportunité d'une saignée immédiate ou de la prompte administration d'un émétique. Filerin rencontre comme par hasard les docteurs Tomès et Desfonandrès encore échauffés par leur dernière discussion, et avec toute l'autorité d'un théologien en chaire, il commence par les réprimander au sujet de leur conduite imprudente.

Le ton qu'il prend est la naïveté même, et assurément de tous les passages des comédies de Molière, où il est question des médecins et de leurs pratiques, celui-ci est un des plus beaux.

« Messieurs, dit-il aux deux médecins, n'avez-vous point de » honte, de montrer si peu de prudence, pour des gens de votre » âge, et de vous être querellés comme de jeunes étourdis? » Ne voyez-vous pas bien quel tort ces sortes de querelles nous » font parmi le monde? et n'est-ce pas assez que les savants » voient les contrariétés et les dissensions qui sont entre nos » auteurs et nos anciens maîtres, sans découvrir encore au » peuple, par nos débats et nos querelles, la forfanterie de » notre art? Pour moi, je ne comprends rien du tout à cette » méchante politique de quelques-uns de nos gens, et il faut » confesser que toutes ces contestations nous ont décriés » depuis peu d'une étrange manière; et que, si nous n'y prenons garde, nous allons nous ruiner nous-mêmes. Je n'en » parle pas pour mon intérêt; car, Dieu merci, j'ai déjà établi

» mes petites affaires. Qu'il vente, qu'il pleuve, qu'il grêle ;
» ceux qui sont morts sont morts, et j'ai de quoi me passer des
» vivants. Mais enfin, toutes ces disputes ne valent rien pour
» la médecine. Puisque le ciel nous fait la grâce que, depuis
» tant de siècles, on demeure infatué de nous, ne désabusons
» point les hommes avec nos cabales extravagantes, et profi-
» tons de leurs sottises le plus doucement que nous pourrons ?
» Nous ne sommes pas les seuls, comme vous savez, qui
» tâchons à nous prévaloir de la faiblesse humaine. C'est là
» que va l'étude de la plupart du monde ; et chacun s'efforce
» de prendre les hommes par leur faible pour en tirer quelque
» profit. Les flatteurs, par exemple, cherchent à profiter de
» l'amour que les hommes ont pour les louanges, en leur don-
» nant tout le vain encens qu'ils souhaitent, et c'est un art où
» l'on fait, comme on voit, des fortunes considérables ; les
» alchimistes tâchent de profiter de la passion que l'on a pour
» les richesses, en promettant des montagnes d'or à ceux qui
» les écoutent ; les discurs d'horoscopes, par leurs prédictions
» trompeuses, profitent de la vanité et de l'ambition des cré-
» dules esprits. Mais le plus grand faible des hommes, c'est
» l'amour qu'ils ont pour la vie ; et nous en profitons, nous
» autres, par notre pompeux galimatias, et savons prendre
» nos avantages de cette vénération que la peur de mourir leur
» donne pour notre métier. Conservons-nous donc dans le degré
» d'estime où leur faiblesse nous a mis, et soyons de concert
» auprès des malades, pour nous attribuer les heureux succès
» de la maladie, et rejeter sur la nature toutes les bévues de
» notre art. N'allons point, dis-je, détruire sottement les heu-
» reuses préventions d'une erreur qui donne du pain à tant de
» personnes, et, de l'argent de ceux que nous mettons en terre,
» nous fait élever de tous côtés de si beaux héritages. »

Que pourrait-on ajouter de plus démonstratif et concluant, et quel avis plus désintéressé ? Aussi M. Filerin parvient-il facilement à opérer une réconciliation.

« J'y consens, dit Desfonandrès. Qu'il me passe mon émétique
» pour la malade dont il s'agit, et je lui passerai tout ce qu'il
» voudra pour le premier malade dont il sera question. »

Rien ne pourrait être plus logique ni plus accommodant.

Mais les querelles entre membres de la Faculté n'étaient pas toujours aussi facilement arrangées. Le débat précité était tout à fait privé et se passait entre amis et collègues. Si la proposition de M. Tomès était venue d'un ennemi sous la forme d'un praticien illégal, le plus ardent partisan de la saignée aurait préféré avaler l'émétique lui-même, à l'administrer en quelque circonstance que ce fût.

La beauté et l'esprit exquis de l'allocution de Filerin, si admirablement adaptée au comique de la situation, est un passeport suffisant pour l'ironie critique qu'elle renferme. On voit clairement ici que c'est plutôt Molière que Filerin qui dit confidentiellement ce qu'il pense.

S'imaginer que des membres de la Faculté exprimeraient des sentiments si inconsistants avec leur profession, serait se tromper quelque peu ; on peut même affirmer que rien ne peut être plus éloigné de leurs vues. S'il y a une qualité qu'on peut attribuer aux guérisseurs de ce temps, c'est celle d'être, avant tout, médecins de la tête aux pieds, comme le dit ailleurs Molière lui-même, de n'avoir ni doutes ni scrupules, et de croire aux règles d'Hippocrate comme aux textes de l'Ecriture. Leurs défauts tels quels étaient assez nombreux sans qu'il fût nécessaire d'y ajouter le vice de l'hypocrisie; avec toutes leurs erreurs, ils étaient sincères; et ceci est, peut-être, ce qu'il y a de mieux et de pis à dire sur leur compte.

XIV

Le moment est maintenant venu de parler de l'opinion que les médecins contemporains avaient de Molière. Tout esprit de corps à part, il serait curieux de connaître l'impression générale des membres de la Faculté sur sa personnalité et son génie Malheureusement, nous en sommes réduits sur ce point aux conjectures les moins fondées.

Un siècle s'écoula avant que les biographes et les critiques du poète fussent pris de l'idée de recueillir tout ce qui avait rapport à sa vie. Depuis, le fonds de renseignements a été considérablement augmenté. Toutefois, si une bonne partie de la masse d'incidents et d'anecdotes au sujet des héros de la lancette doit être considérée comme très-problématique, ou même simplement inventée, le pamphlet envenimé de M. de Chalussay doit, jusqu'à un certain point, être pris comme évidence de l'inimitié que Molière avait excitée contre lui-même. Les juges les plus compétents prétendent, et non sans quelque raison, qu'il se trouve dans cette production plus de jalousie littéraire que de rancune professionnelle.

D'ailleurs, le poète lui-même, qui était suffisamment intéressé dans la question pour savoir ce qu'impliquait l'offense, nous dit dans la préface de Tartufe « que les docteurs ont accepté avec amabilité ses pièces et, de même que le public, paraissaient s'être amusés de l'exhibition qu'il faisait d'eux. » Ceci même ne prouverait que peu de chose, mais le fait qu'aucun scandale réel ne paraît avoir été excité par ses comédies, donne de la force aux paroles de Molière. Un fait certain, c'est qu'aucun procès en diffamation ne fut intenté au grand comique.

Le silence complet des médecins à ce sujet démontre évidemment que la grande majorité des docteurs était indifférente aux représentations théâtrales où ils étaient malmenés. Toutefois, ce serait se tromper du tout au tout que de se ranger du côté de certains critiques qui prétendent que les médecins encourageaient ouvertement Molière ; et on aurait tort de faire honneur à ces dignes hommes de l'art de plus de longanimité qu'il ne leur en est justement dû. Du reste, il est possible qu'ils aient ignoré eux-mêmes le rôle qu'on leur faisait jouer, et la manière dont ils étaient bafoués.

Tout improbable que cette supposition paraisse, elle est admissible, à la condition de se reporter aux mœurs et coutumes du temps : l'esprit d'étiquette, et ce qu'on appelait les convenances et le décorum étaient alors bien plus rigidement observés par chaque classe de la société qu'aujourd'hui. Le docteur, aussi bien que le magistrat, aurait risqué ses droits à l'estime publique, et peut-être bien sa réputation, en visitant le théâtre qui, à l'époque en question, était considéré comme un passe-temps trop frivole pour des hommes sérieux et des fonctionnaires civils. Guy Patin était, sans aucun doute, un disciple fervent de cette doctrine ; mais aussi comme doyen de la Faculté, et comme homme parfaitement au courant de tous les *racontars* du jour, il est naturellement le mieux renseigné de tous ses confrères sur ce qui se passe à leur égard. Il a entendu parler de Molière et de la façon dont il arrange les médecins sur la scène. Cependant, dans toute sa correspondance, il n'y a pas une seule remarque qui respire l'offense ou l'animosité. De fait sa curiosité est si peu excitée sur un sujet qui intéresse tant le public que la seule réflexion qui lui échappe est plutôt favorable au poète qu'autrement. Il écrit : « On dit qu'il ridiculise les docteurs qui tuent les gens avec impunité. » Ceci est raconté tout à fait en confidence et dans sa manière satirique habituelle, car personne ne peut être plus jaloux de la dignité et de l'honneur de la corporation qu'il représente si admirablement.

Si Patin et ses collègues ont su réellement ce qui se passait et s'ils n'ont pas protesté, nous pouvons imaginer plus d'une raison de leur silence. On a souvent remarqué que la comédie est un peu comme le sermon, que l'on écoute sous la sauvegarde d'une haute dose d'amour-propre, de sorte que l'accusation qui nous vise ouvertement se détourne facilement sur notre ami et nous atteint rarement nous-même. De même, il a pu parfaitement arriver aux docteurs de faire chorus avec le satiriste, par la simple raison que les attaques de Molière étaient véritablement destinées aux charlatans de l'école. Patin, comme la majorité de ses confrères, trouve probablement très-bon d'apprendre que quelques-uns des membres du corps médical étaient publiquement fustigés par le fouet de Melpomène, particulièrement les médecins de la cour, qui formaient une clique à part, que l'on pouvait facilement assaillir sans pour cela se mettre à dos la masse des médecins et surtout ses adhérents à lui, Guy Patin. Il est même possible que lui et d'autres aient été satisfaits de voir que Molière aidait à la défense de la bonne cause.

Il n'y a toutefois aucun raison de supposer que Guy Patin, ainsi que les membres les plus éclairés et les plus influents de sa profession, sympathisèrent avec le parti dans l'intérêt duquel l'auteur d'Elomire écrivit sa violente philippique ; on sait que cet auteur représentait les sentiments d'un certain groupe médical, qui toutefois n'était ni nombreux ni important.

Quoi qu'il en soit, *le Médecin vengé*, avec tout le mystère qui enveloppe son origine, est la seule source d'informations sur la question, et sans cependant attacher plus de valeur à l'ouvrage qu'il n'en possède réellement, nous sommes forcés d'y reconnaître un commentaire.

Quant à Boullanger de Chalussay lui-même, son livre lui rapporta plus d'infamie que de réputation. S'il était poussé par une aversion personnelle, jamais mérite littéraire ne se prostitua à plus basse jalousie. Telle quelle, néanmoins, cette brochure nous en dit long sur le poète et nous fait savoir ce que ses ennemis peuvent articuler de pire contre lui.

www.ingramcontent.com/pod-product-compliance
Ingram Content Group UK Ltd.
Pitfield, Milton Keynes, MK11 3LW, UK
UKHW021554260726
13993UKWH00002B/839

9 782329 406008